Kohlhammer

Die Autoren

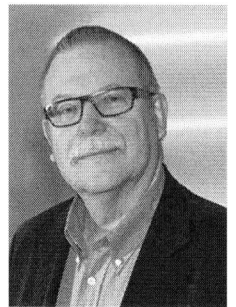

Peter Kaufmann, Publizist, Winznau, Präsident der Stiftung palliacura, Pontresina. Nach dem Studium an der Universität Basel war er Pressechef des Schweizer Radios und dann Chefredakteur einer internationalen Musikzeitung. Anschließend 27 Jahre lang Redaktionsleiter einer täglich in zwei Dutzend Schweizer Zeitungen erscheinenden Medienseite. Nach dem Wechsel zum Schweizer Fernsehen Leiter der Internen Kommunikation. Autor zahlreicher Bücher, so etwa Biografien des Komponisten Paul Burkhard und des Choreografen Heinz Spoerli. 2024: »Music Scene. Franz Gloor. Konzertfotografie«.

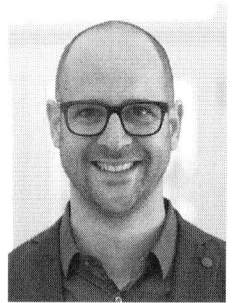

Prof. Dr. med. Dr. phil. Manuel Trachsel ist Titularprofessor für Bio- und Medizinethik an der Medizinischen Fakultät der Universität Basel sowie Leiter der Abteilung Klinische Ethik am Universitätsspital Basel und an den Universitären Psychiatrischen Diensten Basel. Manuel Trachsel hat über 70 wissenschaftliche Artikel in Fachzeitschriften, mehrere Bücher und zahlreiche Buchkapitel publiziert. Sein Forschungsschwerpunkt bildet die Medizinethik mit Hauptfokus Psychiatrie- und Psychotherapie-Ethik.

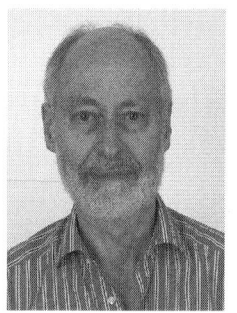

Christian Walther ist Neurobiologe und war Hochschullehrer für Physiologie und Anatomie an der Universität Marburg. Zudem war er ehrenamtlicher ambulanter Hospizhelfer bei den Johannitern in Marburg. Christian Walther engagiert sich seit langem für bürgerrechtliche Anliegen und befasst sich mit lebensphilosophischen Fragen. Er hat die Möglichkeit des Sterbefastens zusammen mit Boudewijn Chabot 2010 erstmals in Buchform in die Öffentlichkeit gebracht. Zu dieser Thematik veröffentlichte er zudem mehrere Fachartikel.

Peter Kaufmann/
Manuel Trachsel/
Christian Walther

Sterbefasten

Fallbeispiele zur Diskussion über den
Freiwilligen Verzicht auf Nahrung und
Flüssigkeit

3., erweiterte und aktualisierte Auflage

Verlag W. Kohlhammer

3., erweiterte und aktualisierte Auflage 2025

Alle Rechte vorbehalten
© W. Kohlhammer GmbH, Stuttgart
Gesamtherstellung: W. Kohlhammer GmbH, Heßbrühlstr. 69, 70565 Stuttgart
produktsicherheit@kohlhammer.de

Print:
ISBN   978-3-17-045906-9

E-Book-Formate:
pdf: ISBN 978-3-17-045907-6
epub: ISBN 978-3-17-045908-3

Vorwort zur 3. Auflage

Vor gut fünfzehn Jahren ist die Diskussion über das vorzeitige Sterben durch den *Freiwilligen Verzicht auf Nahrung und Flüssigkeit*, kurz FVNF, – von vielen auch als Sterbefasten bezeichnet – in den deutschsprachigen Raum getragen worden (Chabot & Walther 2010, 2021). Die Diskussion war zunächst zögerlich, hat sich dann jedoch immer intensiver entwickelt. Seither sind dazu diverse Beiträge aus ethischer, philosophischer, theologischer, juristischer und auch ärztlicher Sicht erschienen, jedoch nur wenige Berichte darüber, wie FVNF konkret verlaufen kann.

Aus dieser Situation heraus entstand das Vorhaben, 25 breit und fundiert recherchierte Fälle als kurze Narrative darzustellen, zu kommentieren, durch einen psychiatrisch-medizinethischen Fachbeitrag zu ergänzen sowie abschließend auf die öffentliche Wahrnehmung des Themas Sterbefasten einzugehen. Bei der Auswahl der Beispiele leitete uns der Wunsch, dass sie die große Breite an Motiven und Verläufen einigermaßen abbilden. Für die zweite Auflage haben wir vier zusätzliche Fallgeschichten aufgenommen sowie eine Fallgeschichte aktualisiert, ebenso wie einige der Anmerkungen und die ergänzenden Kapitel. Für die dritte Auflage wurden kleinere Korrekturen an den Fallgeschichten vorgenommen sowie die Begleitkapitel aktualisiert und teilweise ergänzt.

Das vorliegende Buch richtet sich an ein breites Publikum: an Menschen, die einen FVNF für sich in Betracht ziehen oder zu begleiten denken; an Pflegefachpersonen, Ärzt:innen, im Hospizbereich Engagierte, Seelsorgende, aber auch an andere, die mit solchen Fällen konfrontiert und um Unterstützung gebeten werden; nicht zuletzt auch an Journalist:innen und Politiker:innen, die sich mit der Thematik auseinanderzusetzen haben.

Allen, die uns bei der Arbeit an diesem Buch mit ihrer Hilfe unterstützt haben, sei hier herzlich gedankt; eine Liste der Namen findet sich am Ende des Buches.

März 2025

Peter Kaufmann, Pontresina
Manuel Trachsel, Basel
Christian Walther, Marburg

Inhalt

Vorwort zur 3. Auflage 5

Sterbefasten: Betrachtung einer komplexen Realität 9
Peter Kaufmann, Manuel Trachsel, Christian Walther

25 Fallgeschichten, erzählt von Angehörigen und Pflegenden 12
Peter Kaufmann

    Fall 1: Am Ende Sterbefasten – der lange Weg eines
selbstbestimmten Mannes aus dem Leben 18

    Fall 2: Eine Erlösung vom Leiden und von einem Dasein, das ihr
nicht mehr behagte 22

    Fall 3: Eine energische Frau sagt sich: »Es ist so weit!« 25

    Fall 4: Sterbefasten als unwürdiger Ausweg? Eine politische
Anklage 28

    Fall 5: Keine Alternative zum Sterbefasten – über langsames
Sterben frustriert 32

    Fall 6: Sterbefasten statt ärztliche Sterbehilfe – Angehörige fühlten
sich allein gelassen 35

    Fall 7: Unerträgliche Schmerzen – wie Ellen Schwiers ihr Leiden
beendete 39

    Fall 8: Verzicht auf Flüssigkeit fiel schwer – FVNF gelang erst im
zweiten Anlauf 43

    Fall 9: Das Sterben verkürzen, ohne um Erlaubnis bitten zu
müssen 47

    Fall 10: Letzter Ausweg vor der völligen Hilflosigkeit 49

    Fall 11: Weiterleben schien unerträglich und völlig ohne Sinn 54

    Fall 12: Eine 94-jährige Frau ließ sich beim Sterben filmen – als
Beispiel für andere 57

    Fall 13: Gelähmt und ohne Sprache – FVNF als letzte
Möglichkeit? 62

    Fall 14: Sterbefasten als letzter Ausweg aus einer Demenz 66

    Fall 15: Sie starb mit einer Heiterkeit und Tiefe, die jeden
berührte 70

    Fall 16: Disziplin, Verzicht und Eigensinn – vom Leben und
Sterben einer großen Künstlerin 72

Fall 17: Vom Vermieter vor die Türe gesetzt – aber Kontrolle über
das Geschehen behalten 77
Fall 18: Lehnte Nahrung schon früher oft ab – offensichtlich ein
Grenzfall 80
Fall 19: Eine dramatische Leidensgeschichte am Lebensende 83
Fall 20: Nach 15 Jahren Parkinson-Syndrom: Entschluss zum
Sterbefasten 86
Fall 21: Sein Entschluss überraschte alle, ermöglichte aber ein
intensives Abschiednehmen 88
Fall 22: Es kam anders als geplant................................ 92
Fall 23: Sterbefasten als selbstbestimmte Verkürzung einer
aussichtslosen Leidenszeit 96
Fall 24: Schwere Demenz: Vorausverfügter Sterbewunsch erfüllt ... 99
Fall 25: »Es ist wie ein Traum, dass ich so gehen darf« 104

Gedanken zu den Fallbeispielen **109**
Christian Walther, Manuel Trachsel, Peter Kaufmann

Das Kriterium der Selbstbestimmungsfähigkeit beim freiwilligen
Verzicht auf Nahrung und Flüssigkeit: Psychische Erkrankungen,
Delir und andere Herausforderungen **118**
Manuel Trachsel

Sterbefasten in der Diskussion: Reaktionen und Positionen **128**
Christian Walther

Literatur **136**
Weiterführende Literatur 140

Dank **143**

Sterbefasten: Betrachtung einer komplexen Realität

Peter Kaufmann, Manuel Trachsel, Christian Walther

Die frühesten, ausführlichen empirischen Angaben zum Sterbefasten verdanken wir einem Forschungsprojekt des niederländischen Psychiaters Boudewijn Chabot, das zur Grundlage eines ersten Buches zu diesem Thema im deutschsprachigen Raum wurde (vgl. Chabot & Walther 2010, 2021). Inzwischen gibt es dank weiterführender Forschung und durch persönliche Erzählungen von Sterbewilligen beziehungsweise deren Angehörigen weitere Fallbeispiele, die es ermöglichen, das Sterben durch den freiwilligen Verzicht auf Nahrung und Flüssigkeit (FVNF) besser nachzuvollziehen. Der Überblick über solche Berichte wird allerdings dadurch erschwert, dass sie meist verstreut in Form von Einzelbeispielen in Aufsätzen, Zeitungsartikeln und Büchern zu finden sind. Ein erster medialer Fall (2013), der viel Aufsehen erregte und auch von den Zeitungen angesprochen wurde, war der FVNF von »Marion M.«. Ihre beeindruckenden Interviews unter dem Motto »Sterbefasten – Freiheit zum Tod« kann man noch immer in einem Video des Medienprojekts Wuppertal sehen.

Selbst den in Fachzeitschriften publizierten Fallgeschichten wird manchmal eine zu positive Sicht unterstellt; umgekehrt wird die Aussagefähigkeit der verwendeten Berichte nicht immer hinreichend kritisch hinterfragt (vgl. Ivanović et al. 2014). Im Sommer 2016 veröffentlichte die Johns Hopkins University in ihrem Journal »Narrative Inquiry in Bioethics« (Vol. 6, No. 2) 18 Fallgeschichten zum FVNF mit einer Einführung von Prof. Thaddeus Mason Pope[1] und mehreren kommentierenden Beiträgen namhafter Autor:innen, und 2021 erschien schließlich ein umfassendes Buch von Pionier:innen auf dem Gebiet des Sterbefastens, ebenfalls mit mehreren kommentierten Fallbeispielen (Quill et al., 2021).

Für den deutschen Sprachraum sind 25 Fallbeispiele in Kurzform auf der Website www.sterbefasten.org zu lesen, die von der Stiftung palliacura seit 2014 angeboten wird[2]. Zwar wird auf diese Website häufig zugegriffen, jedoch wird dieser Versuch, das Sterbefasten sozusagen erfahrbar zu machen, in wissenschaftlichen Fachbeiträgen weitgehend ignoriert. Übrigens wurde die Website anfangs sogar als tendenziöses Werben für den FVNF eingestuft. Und noch immer reagieren manche ausgesprochen ablehnend auf das Wort »Sterbefasten« – unter anderem, weil es durch seinen positiven Klang verharmlosend wirke. Zudem sei Fasten

---

1 http://thaddeuspope.com/vsed/familystories.html (Zugriff am 25.08.2025)
2 Diese Webseite informiert sehr ausführlich über die verschiedensten Aspekte des Sterbefastens. Eine knappe Einführung in das Thema bietet https://www.socialnet.de/lexikon/Sterbefasten (Zugriff am 01.03.2025). Eine weitere, umfangreiche Webseite ist diese: https://www.patientenverfuegung.de/sterbefasten/ (Zugriff am 01.03.2025)

für viele Menschen ein reinigendes Ritual und somit im Kontext von Sterbewünschen befremdlich. Andererseits kann man sich leicht davon überzeugen, dass die Begrifflichkeit »Sterbefasten« sich inzwischen bei Vorträgen, Artikeln und Diskussionen weitgehend durchgesetzt hat. Wie sich dieser Begriff historisch entwickelt hat, ist auf www.sterbefasten.org nachzulesen.

In diesem Buch präsentieren wir eine Sammlung von 25 Fallerzählungen, ergänzt durch die zwei ältesten Berichte in der Literatur. Einige neuere Fallbeispiele beruhen zum Teil auf Berichten, die Peter Kaufmann und Christian Walther erhalten hatten. Weitere gehen auf Fachpublikationen oder neuere Zeitungsreportagen zurück. Durch diese Zusammenstellung von unterschiedlichen Verläufen des Sterbefastens sowie der Eindrücke der davon mitbetroffenen Angehörigen und der professionell Pflegenden ist erfahrbar, wie facettenreich diese Realität ist. Nicht ganz so viel zu lernen ist daraus über den Umgang der Ärztinnen und Ärzte mit dem Thema. Zudem zeigen uns die Fallbeispiele fast nichts zu spirituellen Aspekten bei dieser Form des Sterbens. Möglicherweise liegt dies daran, dass auf denen, die einen FVNF begleitet und darüber dann berichtet hatten, oft noch erhebliche Unsicherheit lastete, da ihnen für das Sterbefasten noch kaum Erfahrungen zur Verfügung standen.

Während der Arbeit an der Erstausgabe unseres Buches erschien von Christiane und Christoph zur Nieden (2020) ein Buch mit elf Berichten über Menschen, die diesen Weg gegangen sind. Es empfiehlt sich als ergänzende Lektüre zum vorliegenden Buch, zumal es bis auf einen Fall keine Überschneidungen mit unseren Erzählungen gibt. Es enthält zusätzlich sieben Fallbeispiele, in denen der FVNF zwar ernsthaft erwogen, letztlich dann aber doch nicht durchgeführt wurde.

Grundsätzlich muss auf eines verwiesen werden: Es ist denkbar, ja wahrscheinlich, dass Menschen, die ein mit erheblichen Problemen belastetes Sterbefasten (z. B., weil dabei mangels Informationen Fehler gemacht wurden) miterlebt haben, darüber weniger bereitwillig berichten als andere, die es eher als positiv erfahren haben. Es dürften also solche »negativen« Fälle schwer in Erfahrung zu bringen sein, und gegebenenfalls könnte dann ihrer Veröffentlichung widersprochen werden. Daher ist nicht auszuschließen, dass unsere Zusammenstellung ein etwas zu positives Bild des FVNF vermittelt.

Das vorliegende Buch gliedert sich in vier Kapitel: Auf die einleitenden Hinweise und die zwei älteren, medizingeschichtlichen Fälle folgen 25 Fallgeschichten, dargestellt vom Publizisten und Journalisten Peter Kaufmann. Sie bilden den Schwerpunkt und werden anschließend von den drei Autoren gemeinsam reflektiert. Manuel Trachsel, Arzt, Medizinethiker und Psychologe, geht dann im Kontext von Sterbewünschen auf die Frage nach der Selbstbestimmungsfähigkeit ein sowie auf deren Beeinträchtigung durch verschiedene mentale Zustände wie Depressionen oder Delirien. Im abschließenden Teil schildert Christian Walther, Neurobiologe i. R. und vormals ehrenamtlicher Hospizhelfer, wie in der Öffentlichkeit über den FVNF diskutiert wird.

In der Literatur wird seit langem darüber gestritten, ob FVNF als Suizid zu bewerten sei; eine Einigung darüber ist nicht in Sicht. Diese Problematik und eine Reihe weiterer, grundsätzlicher Fragen zum FVNF nehmen zum Beispiel in dem von Michael Coors, Alfred Simon und Bernd Alt-Epping herausgegebenen Buch

»Freiwilliger Verzicht auf Nahrung und Flüssigkeit« (Coors et al. 2019) einen relativ breiten Raum ein. Sie werden im vorliegenden Buch nicht erneut aufgegriffen, wurden aber teilweise von Walther und Birnbacher (2019a) weiter untersucht, wo auch der Stand der Literatur zu Beginn des Jahres 2019 berücksichtigt wurde. Manche, die Sterbefastende pflegerisch oder hospizlich begleiten, sehen den FVNF als einen »natürlichen Suizid« – wohl deshalb, weil hier eine Verkürzung des eigenen Lebens auf einem Weg erreicht wird, den uns die Natur ermöglicht (so zu lesen in der »Wiener Zeitung«, 2014).[3]

Da ein Buch wie dieses nicht in einem politischen Vakuum angesiedelt ist, sei auf Folgendes verwiesen: Wir sehen im FVNF eine von mehreren Handlungsweisen, die jeder – nicht nur am Lebensende – in Betracht ziehen kann, wenn er sich freiverantwortlich entschlossen hat, sein Leben vorzeitig zu beenden, sei es aufgrund gegenwärtigen oder absehbaren, künftigen Leidens. Es ist für die Autoren nicht entscheidend, ob FVNF als Suizid eingestuft wird oder nicht, und in der Realität – so legen unsere Fallbeispiele nahe – spielt dies, zumindest während der Durchführung des FVNF, für die Akteure keine wesentliche Rolle. Bei den hier vorgestellten 25 Beispielen wurde dies jedenfalls nie diskutiert. In mehreren Fällen hatte sich die sterbewillige Person allerdings gewünscht, ein Medikament zu erhalten, um vorzeitig sterben zu können; weil es ihr dank der Gesetzeslage jedoch nicht zugestanden werden konnte, nahm sie dann den FVNF sozusagen zähneknirschend auf sich.

---

3 https://www.wienerzeitung.at/h/sterbefasten#:~:text=Das%20Sterbefasten%20wird%20als %20%22nat%C3%BCrlicher,wird%20durch%20einen%20Arzt%20begleitet. (Zugriff am 01.03.2025)

25 Fallgeschichten, erzählt von Angehörigen und Pflegenden

Peter Kaufmann

In unseren 25 Fallgeschichten über den FVNF berichten Angehörige, aber auch Pflegende detailliert, wie sie ein Sterbefasten aus nächster Nähe mitverfolgt und was sie dabei empfunden haben. Wir wollten wissen: Warum entschließt sich jemand zum Sterbefasten? Welche charakterlichen Eigenschaften, welche Biografien und konkreten Erlebnisse im Bereich Krankheit – Sterben – Tod stehen hinter diesem Entschluss? Wie verläuft der Sterbeprozess bei einem völligen Verzicht auf Nahrung und Flüssigkeit? Wie verläuft er, wenn noch etwas getrunken wird? Welche Komplikationen und Schwierigkeiten können sich ergeben?

Viele kennen Fälle von Sterbefasten – doch oft fehlen konkrete Fakten

Erzählt man aus gegebenem Anlass in einem kleineren oder größeren Kreise etwas übers Sterbefasten, melden sich meist einige Personen, die in der Familie oder im Freundeskreis bereits einmal von dieser Art des Sterbens gehört oder es sogar aus nächster Nähe mitverfolgt haben. Hier einige Beispiele, die sich beliebig vermehren ließen.

Ein 90-jähriger Befürworter des Freiwilligen Verzichts auf Nahrung und Flüssigkeit (FVNF) berichtet nebenbei im Gespräch, dass zwei seiner älteren Brüder durch FVNF aus dem Leben geschieden sind, als sie merkten, dass sie dement wurden; auf Details will er nicht eingehen, da es sich um seine Familie handelt.

Ein dehydrierter älterer Mann ist im Altenheim zusammengebrochen und wird in eine Klinik aufgenommen und rehydriert. Er bittet, dort den FVNF zu Ende führen zu können, den er schon begonnen, aber geheim gehalten hatte, weil ihm das im Heim nicht gestattet worden wäre. In der Klinik stößt er auf Verständnis und er darf dort sterben. Wie lange das gedauert hat und ob es Komplikationen gab, ist nicht zu erfahren. Allerdings wird uns zum Totenschein mitgeteilt, dass dort »natürlicher« Tod in Absprache mit der Staatsanwaltschaft eingetragen wurde.

Ein Journalist deutet in einem persönlichen Gespräch beiläufig auf einen Fall von FVNF hin. Auf Rückfrage erfährt man: Es war sein Schwiegervater, der einer Demenz entgehen wollte; das Sterbefasten sei gut verlaufen, aber die Gattin müsse sich nun davon erholen und sei nicht zu konkreten Auskünften bereit.

Es ist leider so: Nur selten sind weitere konkrete, belastbare Angaben oder zusätzliche Details zu erhalten, – oft ist das Erlebte auch nur noch bruchstückhaft im Gedächtnis vorhanden. Größtenteils wird der Ablauf des Sterbens positiv beurteilt, nur gelegentlich als eine verstörende und selten als eine unangenehme Erfahrung geschildert – wohl vor allem mangels Kenntnissen über den Verlauf eines Sterbeprozesses. Um das real vorkommende Sterbefasten wirklich beurteilen zu können, ist man aber auf umfassende Informationen über die Personen, ihre Motive und die Verläufe des Sterbeprozesses in einer größeren Zahl von Beispielen angewiesen.

Wir haben leider wiederholt die Erfahrung machen müssen, dass uns ausführliches Material für einen Fall zugänglich war und eine Geschichte geschrieben wurde, diese dann aber nicht veröffentlicht werden durfte, beispielsweise weil es sich die Angehörigen, die uns zuvor bereitwillig informiert hatten, es sich am Ende dann noch einmal anders überlegt hatten. Dazu ein konkretes Beispiel: Ein in seiner Heimatstadt bekannter Mann ist nach einem Sterbefasten verstorben. Seine Angehörigen bezeichnen den Ablauf als ein »Verenden«. Die recherchierte, journalistische Aufarbeitung des in der Tat sehr traurigen Falls gefällt ihnen jedoch nicht. Sie möchten lieber einen eigenen Nachruf veröffentlicht sehen, in dem jedoch das Geschehen deutlich anders dargestellt wird und etliche relevante Fakten fehlen. Das Beispiel kann daher für dieses Buch nicht verwendet werden.

Hier noch ein weiteres Beispiel dafür, warum wir eine Fallgeschichte nicht verwenden konnten. Im Hamburger Wochenmagazin »Der Spiegel« schilderte beispielsweise eine Journalistin ausführlich und detailreich den langen Leidensweg eines ALS-Kranken, der sich über FVNF informiert hat und so sterben möchte. Wie geht diese aufsehenerregende Geschichte weiter? Ist es eine Fallgeschichte für uns? Hat sich der Todkranke dann tatsächlich zum Sterbefasten entschieden? Die Autorin des Artikels und der Verlag blocken unsere Anfrage ab. Zitate dürften selbstverständlich verwendet werden, ein Umschreiben des Textes komme nicht in Frage und weitere Informationen zu diesem Fall gäbe es nicht.

Seit wann wird der FVNF in der wissenschaftlichen Literatur thematisiert?

Bei den Grundrecherchen zu diesem Buch hat uns auch die Frage beschäftigt, wann die Idee des FVNF wohl zum ersten Mal in der internationalen medizinischen Fachliteratur auftauchte. Sehr wahrscheinlich lässt sich hierfür eine Publikation angeben, die auch einen Fallbericht enthält: Robert J. Sullivan, jr. MD, MPH »Accepting Death without Artificial Nutrition or Hydration«, Journal of General Internal Medicine, Volume 8 (April) 1993. Der in dieser Publikation beschriebene »Case Report« sei im Folgenden nacherzählt und kommentiert, auch wenn es sich nicht um ein Sterbefasten im eigentlichen Sinn handelt. Mit vielen medizinischen Details beschreibt Sullivan die Fallgeschichte einer schwer kranken Frau, die wegen eines Darmverschlusses nicht mehr essen konnte. Sie lehnte die ihr vorgeschlagenen ärztlichen Maßnahmen ab und bevorzugte es, ihr Lebensende beschleunigt herbeizuführen.

Von Jugend an erfreute sich die etwas fettleibige Frau W., wie wir sie nennen wollen, meist guter physischer wie psychischer Gesundheit. Ihre Einstellung zum Leben war bis zum 78. Lebensjahr stets positiv gewesen. Doch nun änderte sich ihre Situation plötzlich: Es wurde bei ihr ein Unterleibskrebs diagnostiziert; die Gebärmutter und die Eierstöcke mussten entfernt werden. Wegen verbreiteter Metastasen waren auch Bestrahlungen nötig. Einige Zeit nach ihrer Entlassung aus dem Krankenhaus zeigte sich ein neuer Tumor und es musste

13

nochmals bestrahlt werden. Zunächst schien dann alles wieder gut zu sein, doch acht Monate später wurde ein Darmverschluss als Spätfolge der Bestrahlung festgestellt (einige andere leidvolle Entwicklungen sind hier ausgelassen). Frau W. stellte nun Fragen: Kann ein Chirurg garantieren, dass es nach der operativen Behebung eines neuerlichen Dünndarmverschlusses später zu keinem weiteren mehr kommt? Und ist irgendwann ein künstlicher Darmausgang nötig? Weil der verantwortliche Arzt dazu keine verbindlichen Aussagen machen konnte, lehnte Frau W. – voll einsichtsfähig – die Operation und alle weiteren eventuell noch möglichen Therapien ab. Weil sie auf ihrem Entschluss beharrte, wurde sie nun in eine Pflegeeinrichtung verlegt.

Der Tod von Frau W. war nun absehbar, da sie aufgrund des Darmverschlusses keine Nahrung mehr aufnehmen konnte. Da sie auch nicht mehr trinken durfte, wurde eine intravenöse Infusion gelegt, um sie weiterhin mit Flüssigkeit zu versorgen. Eine Periode der Stabilität setzte ein, die 13 Tage anhielt. Sie litt zeitweilig sehr unter Würgereiz und wiederholtem Erbrechen, was sich mittels einer Magensonde über die Nase (nasogastrische Sonde) lindern ließ. Für Frau W. war dieser Zustand sehr belastend; sie wartete ungeduldig auf den Tod. Bei mehreren Gelegenheiten wurde ihr eine chirurgische Linderung ihres Darmverschlusses angeboten, doch sie blieb fest entschlossen, jede Therapie bis zu ihrem Tod abzulehnen. Zumindest für eine begrenzte Zeit hätte sie dank der vorgeschlagenen Operation wieder essen und trinken können. Ihr Verhalten kann insofern als freiwilliger Verzicht auf Nahrung und Flüssigkeit zum Zwecke des vorzeitigen Sterbens angesehen werden, nicht jedoch als Sterbefasten, weil hierbei vorausgesetzt wird, dass die Person noch essen und trinken kann (vgl. z. B. Walther & Birnbacher 2019a).

Frau W. litt in dieser Zeit so gut wie nie unter Schmerzen, doch die Infusion beeinträchtigte sie zunehmend. Am 14. Tag ärgerte sie sich sehr, dass sie noch nicht gestorben war. Sie erreichte, dass die intravenöse Flüssigkeitszufuhr beendet wurde und verweigerte weiterhin jede orale Flüssigkeitsaufnahme. Ihren Mund befeuchtete sie nun mit Glyzerintupfern – bis zum 33. Tag, an dem sie schließlich den Vorschlag der Pflegefachleute akzeptierte, Eiswürfel zu lutschen. Man hatte sie nämlich endlich davon überzeugen können, dass durch die weiterhin nötige Magensonde jede geschluckte Flüssigkeit gleich wieder abgesaugt werde, so dass die Verwendung von Eiswürfeln ihr Leben auch wirklich nicht verlängern würde.

Frau W. hatte keine Angehörigen. In ihrem Freundeskreis, der ihr die Familie ersetzte, galt sie als eine Persönlichkeit mit einer eigenen Meinung und dem Mut, ihre Überzeugungen wenn immer möglich durchzusetzen. Auch in ihrer letzten Lebenszeit erhielt sie öfters Besuche von Freundinnen und Freunden und schrieb sogar noch Briefe. Sie beteiligte sich jeden Tag aktiv an ihrer Körperpflege und blieb stets bei klarem Verstand. Allerdings bat sie wiederholt darum, dass ihr Leben durch eine tödliche Dosis Morphium beendet werde. Diese Bitte lehnte der zuständige Arzt respektvoll, aber unnachgiebig ab. Er bot ihr aber an, Schmerzen oder Beschwerden zu lindern. Nach zwei Wochen Verzicht auf das Trinken fragte sie den Arzt, ob er ihr eine regelmäßige »therapeutische« Dosis von Betäubungsmitteln verschreiben könne, um ihre Langeweile zu überbrücken und damit sie besser schlafen zu könne. Sie schlug vor, Bauchschmerzen vorzutäuschen, um die Behandlung zu rechtfertigen. Der Großteil der Pflegenden, die alles unternahmen, um das Wohlbefinden von Frau W. während des Sterbeprozesses zu gewährleisten, unterstützte diesen Vorschlag. Dies führte dazu, dass sie über mehrere Tage Morphin erhielt, worauf sie später aber von sich aus wieder verzichtete (auf Dosierungen sowie andere Medikamentenwünsche kann hier nicht eingegangen werden).

Am 42. Tag nach Beenden der Ernährung beziehungsweise am 29. Tag nach dem weitgehenden Verzicht auf Flüssigkeitszufuhr starb Frau W. friedlich. Tags zuvor war sie sehr schläfrig geworden und dann ins Koma geglitten.

Die überaus lange Dauer des Sterbeprozesses überraschte sowohl die Ärzt:innen als auch die Pflegefachleute. R. Sullivan diskutiert dies in seiner Publikation anhand diverser physiologischer Gegebenheiten und bezieht frühere Erkenntnisse an Sterbenden ein – so wie man sich dies für mögliche klinische Studien des FVNF in der Zukunft wünschen würde. Eine wichtige Vermutung ist, dass der Körper beim totalen Nahrungsverzicht auch einige Wochen lang noch Wasser aus Fettverbrennung beziehen kann, so dass die Folgen der Dehydrierung hinausgezögert werden.

Ebenfalls 1993 wurde von zwei Ärzten und einem Medizinethiker (Bernat et al. 1993) vorgeschlagen, dass schwer Kranke mit infauster Prognose statt des damals in den USA schon debattierten ärztlich-assistierten Suizides (oder gar einer Tötung auf Verlangen) das Leben durch FVNF vorzeitig beenden könnten, wenn sie dies nach reiflicher Überlegung wünschen. Ihre zentrale Forderung lautete, dass »[...] Ärzte ihre Patient:innen von sich aus darüber aufklären, dass sie künstliche Ernährung und Flüssigkeitszufuhr ablehnen dürfen und dass Ärzte ihnen dabei helfen, dies auf eine Weise zu machen, die ihnen ihr [damit einhergehendes, P. K.] Leiden minimiert [...]« Damals stand noch das Bemühen im Vordergrund, zu belegen, dass solch ein Leiden ohnehin gering sei.

Eine weitere frühe Fallgeschichte

Erst etwas später (vgl. z. B. Byock 1995) erfolgte der Schritt hin zur Idee des Sterbefastens, also dem Vorschlag, dass auch weniger schwer kranke Menschen, die noch selbständig essen und trinken, damit aufhören können, um vorzeitig zu sterben. Ira Byock erwähnt in seinem Beitrag nicht nur am Ende den Fall Sullivan, sondern er referiert auch einen Bericht von einer Frau aus Vermont, die eigentlich ihr Leben durch steigende Einnahmen von Morphin hätte beenden wollen, dann aber – weil dies für sie nicht möglich war – Essen und Trinken einstellte und nach sechs Tagen friedlich verstarb. Es ist nicht auszuschließen, dass sie während dieser Zeit immer wieder Morphin erhalten hatte, damit ihr dieser Weg nicht zu schwerfiel. Wahrscheinlich ist dies der erste Bericht über Sterbefasten in einer wissenschaftlichen Zeitschrift. Daher soll er im Folgenden noch kurz nacherzählt werden.

Den Entschluss seiner Mutter zum Sterben und zum Sterbefasten beschrieb der Arzt David M. Eddy 1994 im sehr persönlich gehaltenen Beitrag »A Piece of My Mind. A conversation with my mother« in der weltweit am meisten verbreiteten medizinischen Fachzeitschrift »JAMA – Journal of the American Medical Association« (20. Juli 1994 – Vol 272, No. 3).

Virginia Eddy lebte in Middlebury, Vermont, und war trotz ihrer 84 Jahre »sehr unabhängig, selbständig und sehr zufrieden«. Sie war die Witwe eines Arztes, las gerne dicke Bücher, legte Wort-Puzzles oder sah im Fernsehen Nachrichten und Sport. Zweimal täglich verließ sie das Haus, um Besorgungen zu machen. Gerne erinnerte sie sich an früher, an ihre Afrika-Reisen mit 70 oder wie sie mit 82 Jahren das Kentern eines Floßes im Wyoming's Snake River überlebt hatte.

Ein halbes Jahr später war alles völlig anders. Eine akute Entzündung der Gallenblase machte ihr zu schaffen. Gallensteine wurden diagnostiziert und die Gallenblase musste entfernt werden. Sechs Wochen nach der Operation hatte sie schweren Durchfall und in der Folge einen schmerzhaften, chronischen Mastdarmvorfall (Prolaps) von acht Zentimetern, der bei jedem Husten wieder herauskam. Antibiotika waren nötig, ein Pilzbefall der Mundhöhle verhinderte die Nahrungszufuhr, in ihrer Brust fand sie einen Knoten und ein Vorhofflimmern setzte ihr zu. Es gab weitere starke physische Beschwerden, die hier nicht detailliert aufgezählt werden sollen.

Virginia hatte depressive Gedanken, und weil die Lebensqualität für sie »unter Null gefallen sei«, beschäftigte sie sich nun intensiv mit dem Sinn ihres Lebens: »Ich weiß, dass sie mich noch lange am Leben erhalten können. Aber wenn jedes Vergnügen vorbei ist und es immer Richtung unten geht, warum sollte ich dann so weiterleben bis ich durch Krebs, einen Herzinfarkt oder einen Schlaganfall erlöst werde? Das könnte Jahre dauern. Ich verstehe, dass einige Leute bis zum Ende durchhalten möchten und durch alle möglichen Behandlungen versuchen, noch den letzten Lebenstropfen herauszuquetschen. Das ist gut für sie, aber nicht für mich.« Sie habe ein wunderschönes Leben geführt, aber jedes Leben ende einmal und dies sei nun der richtige Zeitpunkt für sie. Es sei nicht ihre Entscheidung, dass sie sterben werde: »Wir alle sterben früher oder später. Aber es ist meine Entscheidung wann und wie.«

Zusammen mit ihrer Familie überlegte sie in aller Offenheit, wie sie sterben könne, da ja »ihre Zeit gekommen sei«. Gemeinsam mit ihrem Sohn David las sie den drei Jahre zuvor erschienenen Bestseller »Final Exit«. Derek Humphry, ein britischer Journalist und Vorkämpfer des assistierten Suizids, propagiert darin das Recht todkranker Menschen, ihr Leben zu beenden. Verschiedene im Buch beschriebene Suizidmethoden schienen Virginia jedoch nicht der richtige Weg für sie zu sein. »Was kann ich sonst tun? Kann ich aufhören zu essen?«, fragte sie ihren Sohn, der sich daraufhin mit dem Hausarzt besprach, der bereit war, trotz einiger Bedenken allenfalls die nötigen Medikamente zu verschreiben. Tags darauf feierten die Angehörigen und ihr Freundeskreis mit einer Party den 85. Geburtstag Virginias. Sie freute sich über das Fest, aber auch darüber, dass sie nun wusste, wie sie sterben würde. Sie aß ein letztes Stück Schokolade.

Während der nächsten vier Tage begrüßte Virginia ihre Besucherinnen und Besucher mit einem Lächeln – ihre depressiven Gedanken waren verschwunden. Zwischendurch schlief sie, wachte aber sofort auf, wenn sie jemand kurz anstieß.

Am fünften Tag war sie sehr schwach und sprach kaum mehr: »Wenn jemand ihre Hand nahm, öffnete sie die Augen und lächelte.« Tags darauf, am sechsten Tag ohne Nahrung und Flüssigkeit, war sie nicht mehr ansprechbar. David M. Eddy: »Ihr Gesicht wirkte entspannt, mit einem natürlichen Lächeln, sie atmete ungleichmäßig, aber friedvoll. Wir hielten ihre Hand noch zwei Stunden, bis sie starb.«

Vor ihrem Tod hatte Virginia Eddy ihrem Sohn gesagt: »Schreib darüber, David! Sag den anderen, wie gut dies für mich funktioniert hat. Ob sie nun todkrank sind oder hartnäckige Schmerzen haben wie ich – wenn für sie feststeht, dass ihre Zeit nun gekommen ist, dann sollten die Leute wissen, dass dieser Weg existiert. Und vielleicht gibt es dann auch mehr Ärzte, die ihnen helfen, diesen Weg zu finden.«

Zu den Quellen der Fallbeispiele

Zu den Lebensläufen der porträtierten Personen standen uns teilweise ausführliche, teilweise allerdings nur recht wenige Angaben zur Verfügung. Daraus sowie auch aus den persönlichkeitsrechtlichen Erwägungen erklärt sich die unterschiedliche Länge der Porträts. Schwerpunkt aller Fallbeispiele ist die Zeit des Sterbefastens.

- Einige der Fallbeispiele wurden von Peter Kaufmann und Christian Walther recherchiert. Wenn möglich wurden die korrekten Vornamen verwendet. Auf Wunsch der Angehörigen wurden teilweise Vornamen weggelassen und lediglich der Name abgekürzt. Einige Namen und biografische Details mussten jedoch aus persönlichkeitsrechtlichen Überlegungen anonymisiert werden. Alle Texte sind autorisiert worden.
- Eine weitere Gruppe bilden prominente Personen der Zeitgeschichte. Über sie sind in der Regel mehrere Beiträge in internationalen Fachzeitschriften, in Tageszeitungen, sowie in Büchern und im Internet veröffentlicht worden. Alle diese Quellen wurden ausgewertet, miteinander verglichen und bei offenen Fragen wurden, wenn immer möglich, Angehörige oder Fachpersonen kontaktiert, die weitere Auskünfte geben konnten. Über die Quellenangaben können bei einer Internet-Suche weitere Informationen gefunden werden. Bei dieser Gruppe von Fallbeispielen sind die echten Namen angegeben.

Wir haben es hier mit keiner wissenschaftlichen Erhebung zu tun und können daher auch keine statistische Auswertung vornehmen, selbst wenn sich einfache Fragen, wie etwa die nach der mittleren Dauer des Sterbeprozesses, beantworten ließen.

Nicht wenige der Geschichten können aufwühlend wirken, selbst wenn sie von relativ friedlichen Verläufen des Sterbefastens handeln. Man muss sich allerdings vergegenwärtigen, dass ja zunächst eine Vorgeschichte beschrieben wird, deren Ende meist unerfreulich ist: Krankheiten, Verluste, manchmal auch Sinnkrisen. Doch dies sind Situationen, unter denen auch andere Menschen in ihrer letzten Lebenszeit leiden, ohne dass sie einen FVNF in Erwägung ziehen oder auf sich nehmen. Dies gilt es zu berücksichtigen, wenn man sich aus der Gesamtheit der Beispiele ein persönliches Urteil über das Sterbefasten bilden möchte. Auf dieser Grundlage hoffen wir bei denjenigen, die den FVNF als eine mögliche Entscheidung für ein vorzeitiges Sterben eher kritisch bewerten, etwas Verständnis für die selbstbestimmte Handlungsweise jener Menschen zu erreichen, die sich zu diesem Schritt entschließen. Wer jedoch für das Sterbefasten ohnehin bereits aufgeschlossen ist, dürfte nach der Lektüre der Fallgeschichten wohl besser in der Lage sein, zu entscheiden, ob er diesen Weg aus dem Leben eines Tages für sich oder beispielsweise einen nahen Angehörigen als eine Möglichkeit in Betracht ziehen wird.

Fall 1: Am Ende Sterbefasten – der lange Weg eines selbstbestimmten Mannes aus dem Leben

Weil zu einer Vielzahl von Erkrankungen und gesundheitlichen Beeinträchtigungen nun auch noch schwere Bauchschmerzen hinzukamen, entschloss sich Heinrich T. im Alter von 89 Jahren zum Sterbefasten. Seine Familie unterstützte den selbstbestimmten und oft wortkargen Mann fürsorglich, und dies trotz großen Abschiedskummers. Wie kam es zu diesem Entschluss?

Schon im Jugendalter lernte Heinrich T. auch die dunkleren Seiten des Lebens kennen. Als 17-Jähriger wurde er zwei Jahre vor dem Ende des 2. Weltkriegs noch zur Wehrmacht eingezogen und musste den Eid auf Hitler leisten. Obwohl damals statistisch gesehen jede Stunde rund 100 deutsche Soldaten starben, überlebte Soldat T. mit einer Kriegsverletzung, die ihm dann Jahrzehnte später wieder zu schaffen machte. Nach Kriegsende erlernte er den Beruf des Zimmermanns. Später war er als Berufsschullehrer tätig und absolvierte berufsbegleitend noch ein dreijähriges Studium der Mathematik als Zusatzqualifikation. Mit 26 Jahren heiratete Heinrich T.: Aus der glücklichen Ehe gingen drei Kinder hervor.

Heinrich T. war ein sehr selbstbestimmter, jedoch auch einfühlsamer Mann, eher wortkarg, dennoch gut sozialisiert. »Er war auch musikalisch«, erzählt eine seiner Töchter, »viele Jahre spielte er Klavier. Er war zudem sehr naturverbunden und liebte es, zusammen mit unserer Mutter lange Ausflüge oder sogar Reisen mit dem Fahrrad zu machen.« Für den Bekanntenkreis aus Nachbarn, ehemaligen Kollegen und deren Angehörigen organisierte er mehrfach Städtereisen innerhalb Europas. Hierbei war er – wie so oft – »Primus inter pares« (die führende Person). Anders als seine Frau lehnte er es hingegen ab, sich noch mit den modernen, digitalen Kommunikationstechniken (beispielsweise Computer, Internet, Smartphone) vertraut zu machen, denn dies bedeutete ihm nichts. Andererseits hatte er viel Spaß an intellektuellen Herausforderungen wie etwa komplizierten Kreuzworträtseln.

Erste Einschnitte bei der Lebensqualität

Nach dem Eintritt in den Ruhestand beschlossen seine Frau und er, ihren Lebensmittelpunkt weitgehend in das selbst erbaute Holzhaus im Grünen zu verlegen; die Stadtwohnung gaben sie später ganz auf. Das Leben auf dem Lande verlief viele Jahre ziemlich glücklich und ungetrübt, doch dann kam es zu verschiedenen Gesundheitsproblemen, die ihm am Ende das Leben zur Qual machten. Mit 71 Jahren erhielt Heinrich T. die Diagnose Prostata-Krebs. Zeitlebens war er ein »guter Patient« gewesen, der sich immer genau an das hielt, was die Ärzt:innen ihm vorschrieben. Daher willigte er diskussionslos und wohl auch schlecht informiert in eine Operation ein. Die Folge: Impotenz. Dies machte ihm zunächst schwer zu schaffen, doch fand er sich im Laufe eines Jahres damit einigermaßen ab. »Nach der schweren Operation ist er sanfter geworden; er hatte nicht mehr die Energie von früher, blieb aber entschieden, willensstark und durchsetzungsfähig«, resümierte eine der Töchter.

Mit 78 Jahren musste sich Heinrich T. einer Hüftoperation unterziehen. Diese war aufgrund von Spätfolgen einer Kriegsverletzung nötig geworden und verlief erfolgreich. Doch entwickelte sich in dieser Zeit eine schwere Allergie, die auch später immer mal wieder auftrat, ohne dass die Ursachen herausgefunden wurden. Mittlerweile war auch sein Hörvermögen so schlecht geworden, dass ihm zu einer Hörhilfe geraten wurde. Die Versuche damit waren für ihn enttäuschend, so dass er meistens darauf verzichtete. Glücklicherweise nahm sein Hörvermögen in der Folge kaum noch weiter ab, so dass sich seine Besucher:innen mit ihm mit voller Lautstärke doch noch gut unterhalten konnte. Seine Ehefrau lernte, sich zum Gespräch vis-à-vis zu positionieren und langsam, laut und deutlich zu sprechen, so dass die verbale Verständigung der Eheleute, durch Mundablesen unterstützt, weiterhin möglich blieb. In ungewohnten sozialen Konstellationen mied Heinrich T. zusehends das Gespräch mit anderen und überließ dies meistens seiner Frau. Aufgrund nachlassender Kraft und Koordinationsproblemen kam es dann zu einigen kleineren Unfällen. Deshalb hörte er auch mit dem Radfahren auf – bis dahin war er noch regelmäßig mit dem Rad zum Einkaufen gefahren. Seitdem verbrachte er nach dem Frühstück und nach dem Mittagessen sehr gerne noch längere Zeit lesend im Bett. Trotz des Bewegungsmangels fühlte er sich so am wohlsten.

Mit 88 Jahren erlitt Heinrich T. einen Schlaganfall, der ihn halbseitig lähmte. Im Rahmen der ärztlichen Untersuchungen wurden auch frühere kleinere Schlaganfälle nachgewiesen, wodurch sich vielleicht auch einige der vorhergegangenen kleineren Unfälle erklären lassen. Die Rehabilitation verlief erfolgreich und Heinrich T. fing nach einigen Monaten wieder an, Auto zu fahren, allerdings nur im Umkreis von wenigen Kilometern. Die Zeit der Rekonvaleszenz erschien ihm aber durch fremdbestimmte Mühsal geprägt, und er sagte, noch eine Rehabilitation werde er nicht machen. »Und sein Geschmackssinn war fast erloschen«, bemerkte eine seiner Töchter.

Ein Sommer geprägt von unliebsamer Trägheit

Den Sommer nach dem Schlaganfall konnte sich Heinrich T. kaum noch zu etwas aufraffen. Er merkte deutlich, dass seine Kraft nachgelassen hatte und weiter nachließ. Seine Konzentrationsfähigkeit hatte abgenommen; sein Aktionsradius war trotz eines Rollators sehr klein geworden; auch hatte er kaum noch Interesse an Kontakten mit Freunden und Bekannten. Die Verdauung bereitete ihm immer größere Schwierigkeiten. Eines Tages bekam er nach dem Genuss von etwas Kuchen starke Bauchschmerzen, so dass ein Arzt gerufen werden musste. Dieser fand aber keine klare Ursache; er verzichtete darauf, aufwendigere Untersuchungen zu veranlassen, da Heinrich T. auf keinen Fall in eine Klinik eingewiesen werden wollte. Der Arzt schlug Heinrich T. vor, seine Patientenverfügung zu aktualisieren. Eine Tochter, die sich zu dieser Zeit bei den Eltern aufhielt, unterstützte ihn dabei. So verfügte Heinrich T. schließlich, dass bei einer weiteren Verschlechterung des Gesundheitszustandes keine Einweisung in eine Klinik mehr erfolgen solle. Seine Beschwerden klangen zwar wieder ab, aber er war nochmals etwas schwächer geworden. Das Liegen im Bett und die allgemeine Rücksichtnahme auf seinen Zustand taten ihm offensichtlich wohl.

Als die Verdauungsbeschwerden wieder akut wurden, vermutete der Arzt Metastasen als Spätfolge des Prostatakarzinoms. Möglicherweise war es dadurch zu einem Darmverschluss gekommen. Der Arzt hatte weiterhin großes Verständnis dafür, dass Heinrich T. nicht in eine Klinik eingewiesen werden wollte. »Dass der Arzt eine Palliativ-Zusatzausbildung hatte, vermittelte unserem Vater Beruhigung und Sicherheit. Er äußerte die Hoffnung, dass der Arzt ihm ›helfen‹ werde, nun zu sterben. Dieser machte ihm jedoch klar, dass er das nicht wolle und nicht dürfe, dass er ihm aber Erleichterungen gewähren werde«, so eine Tochter.

Ein kurzerhand gefasster Entschluss

Aufgrund heftiger Bauchschmerzen, die der Arzt möglicherweise noch besser hätte behandeln können, konnte Heinrich T. kaum noch etwas essen. Aus dieser Situation heraus entschied er sich für das Sterbefasten. Über diesen Schritt hatte er zuvor noch nie gesprochen. Den Angehörigen ist nicht ganz klar, ob er das schlicht als naheliegend betrachtete oder ob er vor längerer Zeit davon einmal gehört oder gelesen hatte. Die Familie war allerdings nicht überrascht, als er ihr seine Entscheidung mitteilte. In den letzten drei Jahren hatte er nämlich immer wieder geäußert, er wolle nicht noch sehr lange leben – das 90. Lebensjahr war für ihn das Maximum. »Durch das häufige Wiederholen dieser Aussage waren wir über seine Haltung informiert. Es gab keine längeren Diskussionen«, erinnerten sich die Töchter. Später fragte er dann doch einmal eine der beiden, ob er der Ehefrau seinen angekündigten Weggang aus dem Leben wohl zumuten könne. Er meinte dann aber, dass seine Frau viel aushalte. »Unsere Mutter war keineswegs glücklich mit seiner Entscheidung, aber dank einer sehr solidarischen Grundkonstellation innerhalb unserer ganzen Familie wurde sein Entschluss dann eben nicht hinterfragt, sondern von uns allen ›akzeptiert‹.« Faktisch wurde bei der Entscheidung der

Familie allerdings keine echte Mitsprache gewährt: »So war er eben – wenig kommunikativ.« Dem Arzt gelang es, kurzfristig einen Pflegedienst zu finden, der zur Unterstützung bereit war.

Heinrich T. aß am ersten Tag des Sterbefastens bereits gar nichts mehr, nahm aber mehrfach aus einer Schnabeltasse Getränke zu sich – etwas Saft, Kaffee und Wasser. Die anfangs noch angebotenen, sehr kleinen Bröckchen Essen wies er unwillig zurück. Auf Nachfragen äußerte er wiederholt den Wunsch nach Kaffee und erhielt dies auch. Dies setzte er einige Tage lang so fort. Er wurde immer schwächer, konnte aber zunächst noch mit Unterstützung trinken. In den ersten Tagen hatte er, nach groben Schätzungen der Angehörigen, pro Tag bis zu einem halben Liter Flüssigkeit zu sich genommen.

Ein harmonisches Abschiednehmen

Etwa die ersten fünf Tage war Heinrich T. gut ansprechbar und völlig ruhig. Viele Freund:innen und Angehörige kamen zu Besuch, um Abschied zu nehmen – auch die schon erwachsenen Enkelkinder, was ihn doch sehr berührte. Es herrschte eine fürsorgliche und ruhige Atmosphäre im Haus. Er genoss die ersten Tage sichtlich, da er keine besonderen Beschwerden hatte, die Atmosphäre im Haus angenehm war und viele liebe Menschen zu Besuch kamen. Am dritten Tag bat Heinrich T. den Pflegedienst, der morgens und abends kam, ihm noch einmal die Zähne zu putzen; dafür wurde er ein letztes Mal im Bett aufgerichtet. Seine Frau saß viel an seinem Bett und hielt seine Hand. Sie befand sich allerdings quasi in einem permanenten Ausnahmezustand, wich die meiste Zeit nicht von seiner Seite und war für andere kaum ansprechbar.

Die Töchter waren je nach ihren zeitlichen Möglichkeiten anwesend, um zu helfen. Eine der beiden wohnte auf Wunsch des Vaters während seiner ganzen Sterbephase im Hause. Die Frauen kümmerten sich sorgfältig um die Mundpflege – vor allem durch fortwährendes Feuchthalten der Mundschleimhäute. »Wir hatten vom Pflegedienst dazu übrigens keinerlei Instruktionen erhalten, so dass Improvisation und eigene Erfindungen gefragt waren. Darüber hinaus erwiesen wir dem Vater durch Fußmassagen letzte Liebesdienste. Obwohl er kaum noch reden konnte, brachte er bis zum letzten Tag zum Ausdruck, dass er das sehr genoss«, so beide Töchter.

Die letzten Tage

Zwar dämmerte Heinrich T. in den letzten Tagen die meiste Zeit vor sich hin. Wenn ihn aber jemand ansprach, wurde er wieder ganz wach und war bei klarem Bewusstsein. Bis zum vorletzten Tage erwiderte er noch einen Händedruck. Er hatte kaum Schmerzen oder ließ sich solche zumindest nicht anmerken. Ab dem achten Tag hörte er mit dem Trinken ganz auf, weil ihm nun das Schlucken zunehmend schwerfiel. Danach erhielt er nur noch ein Minimum an Flüssigkeit durch die Mundpflege. Auch in diesen letzten Tagen wirkte Heinrich T. nie unruhig oder verwirrt. Am Abend des vorletzten Tages gab der Arzt ihm dennoch vorsorglich eine erste Morphinspritze (wohl die niedrigste Dosis) und je eine weitere am Morgen sowie am Abend des letzten Tages. Am letzten Tag legte die Tochter noch klassische Musik auf, was ihm sichtlich gefiel. Heinrich T. verstarb friedlich am späten Abend.

Das Sterbefasten hatte insgesamt neun Tage gedauert. Der Arzt hatte vorab die Vermutung geäußert, dass es bis zu 20 Tagen dauern könne. Darauf hatte sich die Familie auch eingestellt, so dass alle viel Geduld hatten. Dass der Tod von Heinrich T. schon früher eintrat, wurde auch als entlastend erlebt. Obwohl Frau T. später unter erheblichem Trennungsschmerz litt, hatte sie, wie auch die drei Kinder, diese Form des Sterbens dennoch als stimmig empfunden.

Anmerkungen

In den letzten Tagen wird in der Palliativpflege öfters leicht sediert, ob das aber in diesem Fall wirklich nötig gewesen ist, kann nachträglich nicht mehr festgestellt werden. Delir-artige Unruhen treten bei Sterbenden relativ oft in den letzten Tagen auf – dies ist also keine Besonderheit des Sterbefastens. Allerdings setzt der erfahrene Arzt erst dann, wenn es dafür erste Anzeichen gibt, ein Medikament ein, in der Regel jedoch nicht Morphin, sondern ein Benzodiazepin. In diesem Fall mag die Idee im Raum gestanden haben, es dem Sterbenden noch möglichst angenehm machen zu wollen. Offensichtlich ist es bei dieser niedrig dosierten Morphingabe zu einem zufriedenstellenden Verlauf gekommen.

Quellen

Die beiden Töchter des Verstorbenen berichteten Christian Walther bei einem Treffen ausführlich über die letzte Lebensphase und das Sterbefasten ihres Vaters – vier Jahre nach seinem Tod.

Diese Fallbeschreibung wurde in deutscher Sprache erstmals in anderer Form auf der Website www.sterbefasten.org veröffentlicht.

Fall 2: Eine Erlösung vom Leiden und von einem Dasein, das ihr nicht mehr behagte

Der Wunsch, sterben zu können, war bei Frau A. schon lange da. Ihr Entschluss, ein Sterbefasten zu beginnen, überraschte dennoch ihre Angehörigen und die Pflegefachleute des Heimes.

»Jetzt esse und trinke ich nichts mehr – ich möchte sterben!« Pflegefachmann F. konnte ein Lächeln nicht unterdrücken, denn Frau A. hatte schon öfters gesagt, sie möchte nicht mehr leben – eigentlich … Gerade an diesem Herbstwochenende hatte aus seiner Sicht die 87-jährige Frau gezeigt, wie sehr sie noch am Leben hing.

Im Heim gab es, wie jedes Jahr zu Allerheiligen, ein besonderes Essen, zu dem auch die Angehörigen eingeladen waren: Eine traditionelle Schweizer »Metzgete« mit Brat-, Blut- und Leberwürsten, Speck und Rippli, dazu Kartoffeln und Sauerkraut. Frau A. nahm auch an diesem Sonntag, in Gesellschaft ihrer Tochter, an dem üppigen Mahl teil. Zweimal ließ sie sich den Teller füllen, und auch das herbstliche Dessert bestellte sie nochmals nach. Am Montag aber äußerte sie den Wunsch, zu sterben.

Frau A. war eine liebenswerte Hausfrau mit einem großen Zwang zur Ordentlichkeit. Sie war seit ihrer Kindheit schwerhörig, doch in jüngeren Jahren hatte sie dennoch gerne auf dem Akkordeon musiziert. Mit den Jahren war sie fast taub geworden, so dass sie größtenteils nur noch von den Lippen ablesen konnte. Nach dem Tod ihres Mannes hatte sie außerhalb der engsten Familie kaum noch soziale Kontakte gepflegt. Sie war sehr selbstbestimmt und ging auch im Alter noch regelmäßig selbst einkaufen, obwohl der Dorfladen ziemlich weit weg lag. Bei Besuchen ihrer Tochter und deren Familie bereitete sie mit viel Lust am Kochen gutbürgerliche Hausmannskost zu. Hie und da trank sie gern ein Glas Wein.

Sie wollte keine Heimpflege

Mit 84 Jahren wurde plötzlich alles anders. Frau A. stürzte in der eigenen Wohnung und wurde erst nach fast einer Woche gefunden. Sie musste in ein Krankenhaus eingewiesen werden, um sicher zu stellen, dass sich eine größere Wunde wieder schließen würde. Während einer Rehabilitation in einer Klinik im Jura äußerte sie mehrmals den Wunsch, lieber zu sterben als halb invalide weiterzuleben. Doch als sie einmal mit einem Vertreter der Schweizer Sterbehilfeorganisation EXIT darüber sprach und dann das Abendessen serviert wurde, interessierte sie das Gespräch nicht mehr. Er musste lachen und sagte: »Diese Frau ist noch nicht bereit für EXIT!«

Kurz darauf konnte sie in einem Pflegeheim ein Einzelzimmer beziehen. Vom Fenster aus hatte sie einen schönen Blick auf einige Hügel im Schweizer Mittelland und auf das Städtchen, in das sie früher gerne zum Einkaufen gefahren war. Die manchmal etwas ruppige, aber andrerseits meist sehr dankbare Frau war bei einem Teil der Pflegefachleute sehr beliebt. Sie hatte ihrerseits besonders Pflegfachmann F. ins Herz geschlossen. Dennoch war sie nun an einem Ort, wo sie eigentlich niemals sein wollte; es war eine Lösung, die sie stets abgelehnt hatte. Schon vor ihrem Sturz war ihr gelegentlich nahegelegt worden, in ein Pflegeheim zu übersiedeln und schon damals hatte sie sich vehement dagegen gesträubt. Sie wollte so lange wie möglich selbständig bleiben, in ihrer Wohnung im eigenen Haus, wo sie seit einem halben Jahrhundert gelebt hatte, wo sie sich wohl fühlte und die Nachbarn ihren Wunsch, meistens allein gelassen zu werden, akzeptiert hatten.

In den drei Jahren ihres Heimaufenthalts veränderte sich ihre Situation gegenüber früher vollkommen, war sie doch zunehmend auf den Rollstuhl und auf ständige Pflege angewiesen. Sie hatte Altersdiabetes, den sie nicht medikamentös behandeln lassen wollte; ebenso wenig aber war sie bereit, ihren recht großen Konsum an Süßigkeiten zu reduzieren. Warum sie nun den Entschluss zum Sterbefasten getroffen hatte, war ihrer Tochter und den Pflegenden nicht ganz klar. Die

Tochter meinte dazu: »Vielleicht war es ein Todeswunsch aus dem Gefühl heraus, dass es nun gut sei.«

Ein konsequenter Entschluss

In den ersten Tagen versuchten die Pflegenden, sie dazu zu bewegen, ein wenig Nahrung oder doch zumindest Flüssigkeit aufzunehmen. Ein Glas Wasser wurde auf das Nachttischchen gestellt, und ihr Lieblingspfleger F. legte ein paar Stücke ihrer Lieblingsschokolade daneben. Doch Frau A. blieb bei ihrer Ablehnung. Die Pflegenden akzeptierten schließlich ihre Entscheidung. Nun wurde sie zwar sorgsam und gut gepflegt, doch die Mundpflege hätte besser sein können: Geschwollene Lippen machten ihr zu schaffen, das Reden war erschwert. Dies alles deutet auf einen trockenen Mund hin. Deshalb hätten die Pflegenden eigentlich dafür sorgen müssen, dass der Mundbereich des Öfteren befeuchtet wird, beispielsweise durch einen kleinen Schluck Wasser, der wieder ausgespuckt wird (vergleiche Anmerkungen). Vermutlich wurde Frau A. in dieser Hinsicht nicht umfassend fachgerecht betreut.

Zweimal kam der Heimarzt vorbei. Die beiden letzten Tage dämmerte Frau A. vor sich hin, doch nach zehn Tagen konnte sie friedlich einschlafen. Ihre Tochter und die Pflegenden waren vom konsequenten Festhalten am Entschluss, nichts mehr zu trinken und zu essen, völlig überrascht. Im Rückblick meinte die Tochter jedoch: »Es war ein gutes Sterben, für meine Mutter eine Erlösung vom Leiden und von einem Dasein, das ihr nicht mehr behagte, weil sie ihre Selbständigkeit verloren hatte und auf die intensive Hilfe von anderen Menschen angewiesen war.«

Anmerkung

Oft hilft es auch, wenn die Sterbenden an einem nassen Tuch saugen oder wenn sie auf die Zunge etwas Rahm (süß oder sauer) bekommen, den sie oder die Pflegenden mit einem Wattestäbchen sorgfältig im Mundraum verteilen können. Einige Patienten lutschen gerne auch (zuckerfreie) Bonbons oder kleine Eiswürfel. Gegen die Trockenheit der Lippen hilft Lippenbalsam.

Quellen

Stiftung palliacura. Bericht von Angehörigen
Diese Fallbeschreibung wurde in deutscher Sprache erstmals in anderer Form auf der Website
    www.sterbefasten.org veröffentlicht.

Fall 3: Eine energische Frau sagt sich: »Es ist so weit!«

Die 71-jährige Wiebke E. war eine sehr energische, selbstbestimmte Frau, die ihr Leben und schließlich auch ihr Sterben nach ihren eigenen Vorstellungen zu gestalten verstand. Da sie an einer chronischen Lungenerkrankung litt, hatte sie sich schon früh Gedanken über ein mögliches Zukunftsszenario gemacht. Das Sterbefasten sah sie als eine gute Möglichkeit für sich, diese Welt zu verlassen, als sie wusste: »Jetzt ist es so weit!«

Zur Jahrtausendwende erfuhr die damals 53-jährige Wiebke E., dass sie an der chronischen obstruktiven Lungenerkrankung (COPD[4]) litt. Zunächst zeigte sich die Krankheit nur in einer leichten Form. Atembeschwerden traten nur bei körperlicher Anstrengung auf; ein Spray, das ihr empfohlen wurde, half ihr aber wenig. Ihr war bewusst, dass dieses Leiden fortschreiten und ihre Lebenserwartung sich verkürzen werde. So wurde es ihr wichtig, sich über mögliche Zukunftsszenarien klare Vorstellungen zu machen. Mit Sauerstoffzufuhr wollte sie später nicht leben – das wäre für sie eine Verlängerung des Leidens und eines sehr eingeschränkten Lebens gewesen. Weitere Medikamente, die ihre Kurzatmigkeit unter Umständen hätten verringern können, wollte sie nicht ausprobieren.

Beschaulicher Ruhestand

Wiebke E. wusste zeitlebens aus eigener Kraft das zu erreichen, was sie erreichen wollte. Sie arbeitete sich über den sogenannten zweiten Bildungsweg nach und nach akademisch und beruflich empor: Magister in Politologie, zeitweilig bei Gericht (in eher untergeordneter Stellung) tätig, danach Mitarbeiterin in der Verwaltung der Industriegewerkschaft Chemie[5].

Mit 57 Jahren schied Wiebke E. über eine Vorruhestands-Regelung bereits aus dem Berufsleben aus. Seit dem 35. Lebensjahr war sie mit einem Schreinermeister verheiratet, der als Orgelbauer beschäftigt war. Das Zusammenleben war sehr harmonisch, gleichzeitig auch unsentimental. Der Ehemann erinnert sich: »Wir hatten öfters und bis zuletzt humorvolle kleine Kabbeleien, die sehr situationsbedingt und auf uns selbst bezogen waren, so dass sie für Außenstehende kaum nachvollziehbar waren.« Aus der Ehe gingen keine Kinder hervor. Das Ehepaar machte viele Reisen. Den Ruhestand genoss es in einem beschaulichen, tätigen Landleben in einem abgeschiedenen, kleinen Dorf in Hessen.

Schlaganfall mit Folgen

Wiebke E. hatte sich nun schon seit etlichen Jahren darauf eingestellt, eines Tages vorzeitig aus dem Leben zu scheiden; es gab aber noch keine konkreten Pläne, wie dies geschehen sollte. Im Juni 2017, im Alter von 70 Jahren, erlitt sie unversehens einen Schlaganfall mit kompletter Halbseitenlähmung rechts, jedoch ohne we-

---

4   Abkürzung für »Chronic Obstructive Pulmonary Disease«
5   Heute: Industriegewerkschaft Bergbau, Chemie, Energie, IG BCE

sentliche Beeinträchtigung des Sprachvermögens. Ihr Ehemann berichtete: »Nun wollte sie zunächst kämpfen für eine Wiedergewinnung ihrer Kräfte; sie wollte noch leben und sich nicht von anderen Menschen zurückziehen und vor sich hin kümmern. Sie hatte von anderen, ähnlichen Fällen erfahren, bei denen im Laufe von etwa einem Jahr sich alle Ausfälle zurückgebildet hatten – das ermutigte sie sehr.« Sie begann sogleich energisch mit dem Reha-Training. In dieser Zeit starb überraschend, aber nach langjährigem Leiden, die Mutter des Ehemannes.

Doch dann kam ein neuer Schicksalsschlag: Wiebke E. stürzte wiederholt und zog sich überaus schmerzhafte Prellungen am Rücken zu. Der Schmerzen wegen waren ihr das Gehen und vor allem Treppensteigen kaum mehr möglich. Daher musste sie für gut fünf Wochen mit der Reha aussetzen. Als sie das Training endlich wieder aufnehmen wollte, waren ihre Muskeln aber sehr atrophiert, so dass sie nicht mehr in der Lage war, die notwendigen Übungen zu machen. Ihre Lungenprobleme sorgten dann für zusätzliche Einschränkungen, weil ihr jeweils im wahrsten Sinne des Wortes die Luft für ein effektives Training ausging. Nun wusste sie: Es ist so weit.

Da sie auf keine andere legale Möglichkeit setzen konnte als auf das Sterbefasten und weil sie dieses auch dank ihrer intensiven Lektüre seit langem als eine gute Möglichkeit für sich sah, war es unmittelbar klar: Diesen Weg würde sie nun gehen. Bei ihrem Mann fand sie volles Verständnis – er hatte ja auch seit langem die Fragen eines vorzeitigen Sterbens immer wieder mit ihr diskutiert. Auch die nächsten Freunde und einige Nachbar:innen, zu denen eine gute Beziehung bestand, konnten ihren Entschluss gut verstehen und besuchten sie während der Zeit des Sterbefastens hie und da. »Es gab Zuspruch – so etwas kriegst nur du hin –, aber auch vorausempfundenen Trennungsschmerz«, erzählt der Ehemann. Da Wiebke E. einen neuen Hausarzt hatte, gab sie ihm zunächst ein ganzes Paket Bücher zum Thema Sterben und Sterbehilfe. Der Arzt wurde etwa zwei Wochen vor Beginn des FVNF informiert. Er ging mit der Situation gelassen um und versprach Wiebke E. ohne langes Zögern, sie beim Sterbefasten, wenn nötig, zu unterstützen.

Zuerst keine professionelle Hilfe

Das Ehepaar hatte beschlossen, keine professionelle Pflege anzufordern. Längst hatten sie sich ausgiebig mit dem, was in dieser Situation zu tun war, anhand eines bekannten Buches über das Sterbefastens vertraut gemacht. Es gab keine Aussprachen untereinander: »Das war einfach nicht nötig, wir haben vor uns hingelebt wie normal«, erinnert sich der Ehemann. Solange es noch ging, putzte sich Wiebke E. die Zähne selbst. Mundpflege mit Lippenbalsam machte sie ebenfalls selbst; gelegentlich lutschte sie Eiswürfel mit Zitrone. Das Sprühen von etwas Wasser aus einer Plastiksprühflasche in den Mundraum war ihr hingegen etwas unangenehm und auch eine Glasflasche mit Sprühkopf war keine Lösung. »Es kann sein, dass wir die Mundpflege gelegentlich nicht ganz optimal durchgeführt haben«, sagt ihr Mann im Rückblick, »aber Beschwerden hat es nicht gegeben.« Allerdings konnte Wiebke E. ihren Durst nur schwer beherrschen, und längere Zeit trank sie täglich etwa 250 ml Wasser. Eine mit dem Ehepaar befreundete, ehemalige Altenpflegerin konnte keine Vorschläge beisteuern, die zu einem Ausweg aus diesen Schwierigkeiten hätten führen können.

Als sich daher im Laufe weniger Wochen noch kein Ende des Lebens abzeichnete, wurde Wiebke E. ungeduldig – ebenso wie ihr Mann, dem es nicht gelang, durch seine Bemühungen den Durst hinreichend zu besänftigen. Gut drei Wochen nach Beginn des Sterbefastens wurde dann der Arzt gerufen und verordnete kurz entschlossen sowohl Opiate als auch ein Benzodiazepin. Ein Fentanylpflaster wurde angebracht. Bei Bedarf nahm Wiebke E. dann zusätzlich ein leichtes Opiat ein. Das erleichterte offenbar das immer wieder auftretende Leiden am Durst und half ihr auch, endlich die Flüssigkeitsaufnahme auf die meist empfohlenen etwa 50 ml/Tag zu reduzieren. Wenn ihr alles zu viel wurde, nahm sie das Benzodiazepin, das sich unter der Zunge auflöste, und schlief dann meist ein paar Stunden, wonach sie sich durchaus erfrischt fühlte: »Wenn sie wach war, hat sie eigentlich immer gute Laune ausgestrahlt.«

Keinerlei Zweifel

Der FVNF war für sie nicht nur die einzige legal erscheinende, sondern auch eine gute Möglichkeit zu sterben. Sie hatte nie Zweifel, dass dies für sie das Richtige war, und als sie dann nach der langen »Durststrecke« dank der Medikamente kaum noch zu leiden hatte, war sie guter Laune und guten Mutes, dass sie nun ihr Ziel erreichen werde.

Am Tag vor ihrem Tode schlief Wiebke E. fast nur noch. Sie verstarb an einem Vormittag im Schlaf nach 39 Tagen. Im Rückblick meint ihr Ehemann, dass die unerwartet lange Dauer des Sterbeprozesses vielleicht auch – unabhängig vom Schlaganfall und der chronischen Krankheit COPD – von ihrer früheren guten Konstitution abhängig war. Er ist froh, dass er – wie versprochen und von ihm selbst gewünscht – hatte helfen können, damit sich der Sterbewunsch seiner Frau erfüllen konnte: »Wir hatten uns während des Sterbefastens so fest an die Situation gewöhnt, dass mir ihr Tod dann doch plötzlich und unerwartet vorkam.« Zur Bewältigung des schmerzlichen Verlustes war die Geborgenheit im Freundeskreis für ihn das Wichtigste.

Anmerkungen

Die Verstorbene war seinerzeit der Deutschen Gesellschaft für Humanes Sterben (DGHS) beigetreten, nicht zuletzt, um sich über technische Möglichkeiten eines Suizides zu informieren. Der wegen des damals noch geltenden § 217 restriktiv ausgelegte Rahmen für Suizidhilfe in Deutschland war ihr ein großes Ärgernis. Im Sterbefasten sah sie dann nicht nur eine zweitbeste Möglichkeit, vorzeitig das Leben zu beenden; vielmehr war sie nach der Lektüre eines einschlägigen Buches über dieses Thema so angetan, dass sie es mehrfach an Bekannte verschenkte.

Wiebke E. hatte keine Informationen darüber, wie sie mit einem zu verordnenden Medikament und einer guten Anleitung einen Suizid hätte vollziehen können. Eine Zeitlang hortete sie Benzodiazepine, gab die Idee, sich damit das Leben zu nehmen, aber wieder auf.

Quellen

Ein ausführliches Interview, das der Ehemann im Herbst 2019 Christian Walther gab, sowie anschließende Mail-Korrespondenz.
Diese Fallbeschreibung wurde in deutscher Sprache erstmals in anderer Form auf der Website www.sterbefasten.org veröffentlicht.

Fall 4: Sterbefasten als unwürdiger Ausweg? Eine politische Anklage

Klaus Grosch aus Troisdorf bei Siegburg litt an Amyotropher Lateralsklerose (ALS), einer schweren, oft rasch voranschreitenden Erkrankung des Nervensystems. Der 75-Jährige wollte die Phase völliger Hilflosigkeit nicht erleben. Daher verlangte er vom deutschen Staat – wie über 120 andere Menschen – ein tödlich wirkendes Medikament, um seinem Leben vorzeitig ein Ende zu setzen. Doch das Bundesgesundheitsministerium verhinderte dies. Widerstrebend entschloss er sich daher zum Sterbefasten. Mit diesem Entschluss verband er ein politisches Fanal: Mit einer selbstverfassten Todesanzeige klagte Grosch den Staat öffentlich an und bewertete den FVNF äußerst negativ.

Im dritten Abschnitt der Todesanzeige, die Klaus Grosch eigenhändig im Voraus verfasst hatte, steht die bestürzende Aussage: »Das Sterbefasten war die einzige Möglichkeit, die mir nach reiflicher Abwägung verblieb. Es ist ein Verhungern und Verdursten bis zum Organversagen, das palliativ begleitet wird. Das ist meines Erachtens unzumutbar und unwürdig.« Es ist dies der Aufschrei eines schwer leidenden Menschen, der keinen anderen Ausweg mehr sieht. Mit seinem überlegt formulierten, im Internet weit verbreiteten Text wollte er vor allem die deutsche Bundesregierung aufrütteln. »Ich bin nicht verbittert«, schrieb er weiter, »aber ich klage an – unseren Staat –, der es mir verweigert hat, in Würde zu sterben.«

Erschreckende Diagnose ALS

Klaus Grosch war ein aktiver, sportlicher Mann und ein passionierter Heimwerker gewesen. Mit seiner einige Jahre jüngeren Frau unternahm er viele Reisen. Sie stand stets hinter all seinen Entscheidungen und genoss das Leben an der Seite ihres unternehmungslustigen, tatkräftigen Mannes. Sie war es denn auch, die bei ihrem Mann im Frühjahr 2017 erste Krankheitssymptome bemerkte: Er hatte auf einmal Sprachschwierigkeiten. Die Vermutung, es handle sich vielleicht um einen kleinen Schlaganfall, erwies sich als falsch. Und die Diagnose, die ihnen im Krankenhaus eröffnet wurde, war erschreckend: Grosch litt an Amyotropher Lateralsklerose, kurz ALS.

Diese degenerative Erkrankung des zentralen Nervensystems ist nicht heilbar. Sie führt zu Muskelschwund und Lähmungen, zu immer mehr Einschränkungen im Alltag, zu großer Atemnot, zum allmählichen Verstummen und schließlich zum Tod. Die intellektuellen Fähigkeiten bleiben jedoch (nahezu) uneingeschränkt erhalten – ihren körperlichen Verfall nehmen die ALS-Kranken also bei vollem Bewusstsein wahr. Klaus Grosch wusste, was mit seiner ALS-Erkrankung auf ihn zukam. »Mit dieser Krankheit endet man in völliger Hilflosigkeit«, schrieb er in der Todesanzeige.

In den ersten Monaten nach dem beunruhigenden Befund waren dem schwer kranken Mann noch einige Reisen möglich, sogar kleine Wanderungen. Doch dann bildeten sich relativ rasch die Muskeln zurück, er verlor die Sprache.

Auch das Atmen wurde schwierig. Einige Zeit konnte er seine Wünsche und Bemerkungen noch auf Zettel schreiben, bis das Zittern seiner Hände auch dies unmöglich machte. Er wurde zunehmend zum schweren Pflegefall, dem pürierte Nahrung gereicht werden musste.

Suizidabsicht – extreme Formen verworfen

So weiterzuleben, war für Klaus Grosch nicht mehr hinnehmbar: Die Perspektive war ja, irgendwann mit einem Luftröhrenschnitt und einer Magensonde im Bett zu liegen und kein Wort mehr sprechen zu können. Auch wenn solch eine Leidenszeit nur kurz gewesen wäre, hätte er doch immer den unausbleiblichen Tod vor Augen gehabt. Eine Weile sprach er mit seiner Ehefrau über extreme Formen des Suizids: Sich am Kirschbaum erhängen (»gar nicht so einfach«), Öffnen der Puls- oder Halsschlagader, Kopf in die Kreissäge, Stickstoff, Erschießen (wenn er denn eine Pistole hätte), alles wurde ausführlich unter vielen Tränen besprochen. Oft sagte er: »Oh, wäre ich doch ein Hund, dann hätte man mich schon eingeschläfert.«.

Auch über eine Reise in die Schweiz, wo er mit Hilfe von Dignitas durch einen assistierten Suizid hätte sterben können, wurde gesprochen, doch dazu hätten seine Kräfte nicht mehr gereicht. So beschloss er, einen anderen Weg zu versuchen, da er »diese Krankheit nicht bis zum Schluss auskosten wollte«, wie er in seiner Todesanzeige etwas sarkastisch festhält. Er schrieb daher an das Bundesinstitut für Arzneimittel und Medizinprodukte (BfArM) in Bonn und forderte eine tödliche Dosis des Medikaments Natrium-Pentobarbital (NaP). Sein Antrag wurde jedoch abgelehnt (siehe Anmerkungen).

Sterbefasten auf der Palliativstation

Im April 2019 entschloss sich Klaus Grosch endgültig zum Sterben durch den freiwilligen Verzicht auf Nahrung und Flüssigkeit. Er ließ sich von der Palliativstation einer Troisdorfer Klinik aufnehmen, seine Frau durfte mit einziehen. Seinen Entschluss hatte er mit den Ärzt:innen und der Familie zuvor lange erörtert. Er fand bei ihnen viel Verständnis. Der Neurologe Dr. Patrick Weydt, Leiter der ALS-

Ambulanz der Klinik für Neurodegenerative Erkrankungen und Gerontopsychiatrie am Uniklinikum Bonn war einer der behandelnden Ärzte Klaus Groschs. Grundsätzlich meinte er später dazu in einem Interview im »Kölner Stadt-Anzeiger«: »Es ist für mich selbstverständlich, wohlüberlegte und -informierte Entscheidungen meiner Patienten zu respektieren.« Klaus Grosch beendete nun sofort radikal das Essen und Trinken

Klaus Grosch hatte sich über das Internet und durch eine Voranfrage bei der Palliativstation über den FVNF informiert und zur Kenntnis genommen, dass es vier bis fünf Wochen dauern kann, wenn man nur mit dem Essen aufhört. Diese Aussicht behagte ihm überhaupt nicht. In seiner verständlichen Enttäuschung und Wut – aber wohl auch, weil inzwischen die Krankheit unbarmherzig fortgeschritten war –, wählte er beim FVNF sogleich die »härteste Gangart«, das heißt, er beendete nun sofort nicht nur das Essen, sondern auch das Trinken. Er weigerte sich, weiterhin Tabletten gegen die Auswirkungen der ALS-Krankheit einzunehmen, weil er kaum noch schlucken konnte und auch gar keine Flüssigkeit mehr einnehmen wollte. Nur die trockene Zunge durfte benetzt werden. Er habe noch nie »einen so willensstarken Mann gesehen«, sagte ein Arzt. Er wurde liebevoll vom Team der Palliativstation begleitet und erhielt weiterhin diverse Medikamente, allerdings durch Spritzen. Dennoch erlebte er das Sterbefasten als Qual; offenbar war bei ihm der radikale sofortige Flüssigkeitsverzicht nicht ratsam gewesen. Er teilte der Ehefrau sein Leiden immer wieder mit, zuerst durch zittrig gekritzelte Sätze auf Zettelchen. Später konnte er sich nur noch mit Zeichen verständigen

Klaus Grosch starb am 18. April 2019. Sein Sterbefasten hatte sieben Tage gedauert. Die drei letzten Tage schlief er die meiste Zeit; der Tod war friedlich.

Anmerkungen

Anders als im vorliegenden Fall wurde ein radikaler Flüssigkeitsverzicht in mehreren unserer Beispiele relativ gut ertragen. Es besteht bei jedem Sterbefasten anfangs eine Ungewissheit, ob ein weniger konsequenter Flüssigkeitsverzicht nicht der bessere Weg ist, auch wenn er dann eben länger dauert.

Nach dem Tod von Klaus Grosch hatte seine Frau die Aufgabe, im Internet die zuvor von ihm verfasste Todesanzeige zu publizieren und zudem eine Internet-Gedenkseite zu eröffnen. Dies löste diverse Kommentare aus, wie etwa: »Mein Bruder, an Leberkrebs erkrankt, […] hat den Entschluss gefasst, jegliche Nahrungsaufnahme und Flüssigkeitszufuhr einzustellen. Wir haben ihm dann in den letzten Tagen als Familie beigestanden, was eine wirklich traumatische Erfahrung gewesen ist.« Oder: »Es ist unvorstellbar, dass ein Mensch diesen Weg wählen muss […] während ein Tier, allerdings teils schon mit geringeren Krankheitssymptomen, ›erlöst‹ wird. Unser Staat sollte sich endlich mit diesem Problem auseinandersetzen.« Oder: »Ich wünsche mir, dass sein Leid endlich für Veränderung sorgt. Dass sein Weg, den er nicht selbstbestimmt und würdig gehen durfte, zum Handeln auffordert. Mir fehlen die Worte und mir blutet die Seele.«

Im Rückblick findet Frau Grosch den Nachruf ihres Mannes zwar immer noch richtig, doch sie selbst hat zum Sterbefasten inzwischen eine eher positive Einstellung.

So verständlich die erwähnten Reaktionen sind – sie lehren uns eben auch, dass es weithin noch am Wissen über Sterbefasten mangelt und reflexhafte Abwehrreaktionen nicht selten sind. Dies zeigte sich zum Beispiel auch durch die Aussagen eines Palliativ-Arztes in einer ARD-Fernsehproduktion (siehe Quellen) zur deutschen Diskussion über Suizidhilfe, in der auch über den »Fall Grosch« ausführlich berichtet wurde.

Grosch stützte sich bei seinem Antrag an das Bonner Bundesinstitut für Arzneimittel und Medizinprodukte (BfArM) auf ein Urteil des deutschen Bundesverwaltungsgerichtes (BVerwG). Dieses hatte im März 2017 überraschend festgestellt: Der Staat dürfe unheilbar kranken Menschen in schwersten Notlagen ein Medikament zur Selbsttötung nicht vorenthalten. Grosch war einer von über 120 unheilbar Kranken, die daraufhin einen Antrag auf Natrium-Pentobarbital (NaP) stellten. Mit wenig Aussicht auf Erfolg, denn das Bundesgesundheitsministerium setzte sich über das höchstrichterliche Urteil hinweg und wies das Bonner Institut an, alle Anträge pauschal abzulehnen. Im November 2023 erging dann seitens der Oberverwaltungsgerichts Leipzig ein Urteil, demzufolge es keinen Anspruch darauf gibt, Natrium-Pentobarbital (NaP) als Sterbemittel vom Bundesinstitut für Arzneimittel- und Medizinprodukte (BfArM) zu erhalten In der Schweiz hingegen wird dieses früher als Schlafmittel eingesetzte Medikament von Sterbehilfeorganisationen seit vielen Jahren beim assistierten Suizid eingesetzt.

Quellen

Ein im Internet zu findendes Interview und eine Reportage vom Mai 2019: »Ich klage an: Die traurige Geschichte hinter der Todesanzeige von Klaus Grosch« https://www.ksta.de/region/rhein-sieg-bonn/troisdorf/sterbefasten-die-traurige-geschichte-von-klaus-grosch-269414 (Zugriff am 25.08.2025)
Der Fall wurde später noch in einer weiteren Zeitung von einer anderen Autorin veröffentlicht: https://www.nw.de/gesundheit/22532799_Ein-Todkranker-klagt-an-Der-Staat-verweigert-wuerdevolles-Sterben.html (Zugriff am 01.03.2025)
Eine Internet-Gedenkseite.https://www.wirtrauern.de/traueranzeige/klaus-grosch (Zugriff am 01.03.2025)
Erstes Deutsches Fernsehen, Sendung vom 23.09.2019 »Streitfall Sterbehilfe – Wer bestimmt über mein Ende?«
Christoph Eisenring »Der deutsche Gesundheitsminister blockiert die Sterbehilfe«, Neue Zürcher Zeitung, 20. Februar 2019
Erst nach der Veröffentlichung der 1. Auflage dieses Buches gelang es Christian Walther, mit der Ehefrau, Angelika Grosch, Kontakt aufzunehmen. Für die nun zum zweiten Mal leicht modifizierte Version hat sie ihre Zustimmung erteilt.

Fall 5: Keine Alternative zum Sterbefasten – über langsames Sterben frustriert

Erst nach fünf Wochen konnte die 86-jährige englische Right-to-die-Aktivistin und Großmutter Jean Davies ihr Leben beenden. Weil es für sie keine legale Möglichkeit gab, das Leben selbstbestimmt vorzeitig zu beenden, hatte sie sich nach langem Zögern zum Sterbefasten entschlossen. Es dauerte bei ihr besonders lang und Davies hielt dies für unzumutbar – war da etwas falsch gemacht worden?

Sie sei eine äußerst unabhängige Frau gewesen, stellte Tochter Bronwen Davies im Oktober 2014 nach dem Tode ihrer Mutter fest. Die sehr willensstarke Jean Davies war Mathematiklehrerin in Oxford und liebte diesen, heutzutage für eine Frau noch immer eher seltenen Beruf. Sie war zweimal verheiratet, beide Ehemänner verstarben relativ früh. Jahrzehnte lang setzte sie sich mit viel Energie und Tatkraft für die englische Voluntary Euthanasia Society (heute: Dignity in Dying) ein, und drei Jahre lang war sie Präsidentin der World Federation of Right to Die Societies. 1997 publizierte sie das Buch »Choice in Dying«, in dem sie sich – wie in ihren öffentlichen Kampagnen und zahlreichen Publikationen – klar dafür einsetzte, dass die englische Gesetzgebung geändert werden müsse und es Ärzt:innen erlaubt sein sollte, schwerstkranken, leidenden Menschen beim Suizid zu assistieren.

Jean Davies Wunsch, ihr Leben selbstbestimmt beenden zu können, war im Alter immer stärker geworden. »In den letzten zwei, drei Jahren sprach meine Mutter immer wieder davon. Zuerst war ich ziemlich wütend auf sie, aber mit der Zeit erkannten ich und die ganze Familie, dass es nicht um uns und unsere Empfindungen ging.« Bronwen, ihre Schwester und ihre beiden Brüder sowie zwei erwachsene Enkelkinder mussten nach anfänglichen Widerständen die Tatsache akzeptieren und respektieren, dass es um Jeans Leben ging und es deren Entscheidung war, wie es weitergehen sollte. Jean war indessen nicht schwer krank. Allerdings litt sie unter chronischen Rückenschmerzen unbekannter Ursache und gelegentlich kam es zu Ohnmachtsanfällen. Im Alter von 85 Jahren reiste sie trotz dieser Probleme noch allein mit dem Zug durch Großbritannien. Im Mai 2014 aber fiel sie mitten in der Nacht in Ohnmacht und wurde bewusstlos aufgefunden. Ihr Gesundheitszustand besserte sich jedoch wieder. Immer noch konnte sie selbständig im Internet die täglichen Einkäufe bestellen, die ihr dann nach Hause geliefert wurden.

Zeit, das Leben zu beenden

Dennoch hatte sie nun nach diesem Zwischenfall das Gefühl, es sei die richtige Zeit, ihr Leben zu beenden. »Ich mache nichts Falsches, wir brechen kein Gesetz«, sagte sie. Jean fürchtete allerdings zu Recht, dass es ihr nicht gelingen würde, mit einer Überdosis an Medikamenten – zum Beispiel Schlafmitteln – Suizid zu begehen. Weil sie unbedingt zu Hause in ihrem eigenen Bett sterben wollte und deshalb nicht bereit war, in die Schweiz zu Dignitas zu reisen, blieb als einzige legale Möglichkeit das Sterbefasten. Jean diskutierte ihren Sterbewunsch mit der Familie und ihrem großen Freundeskreis. Sie alle fanden, es sei zwar noch zu früh zum Sterben, aber sie waren bereit, Jean bei dieser Art der Lebensbeendigung zu unterstützen.

Schließlich zog Jean Davies auch noch ihren Hausarzt zu Rate, der eigentlich aus christlicher Überzeugung grundsätzlich jeden Suizid ablehnte. Er wandte sich an die britische Medical Defence Union, eine Organisation, die Ärzt:innen unter anderem juristisch berät, und fragte, ob er jemanden, der nicht essen will, zwangsversorgen dürfe. Wenn jemand urteilsfähig sei, könne ihn niemand zum Essen zwingen, war die Antwort. Ein Gerichtsmediziner, dem der Fall ebenfalls vorgelegt wurde, sagte laut Jean Davies, es müssten zuerst ärztliche Abklärungen über den gesundheitlichen und psychischen Zustand getroffen und ihm die medizinischen Berichte vorgelegt werden, bevor er aus behördlicher Sicht eingreifen könne.

Völliger Verzicht auf Nahrung

Aufgrund dieser Auskünfte war der Hausarzt nun bereit, Jean bei der von ihr gewählten Form des Sterbens mit medizinischem Rat beizustehen und allenfalls auch unangenehme Symptome zu lindern. Auch für die Pflege war gesorgt. Die vier Kinder und zwei Enkelkinder erklärten sich bereit, abwechselnd am Krankenbett zu bleiben und Jean zu pflegen. Zumindest Tochter Bronwen verfügte beruflich über große pflegerische Erfahrung, auch wenn sie noch nie Sterbefastende betreut hatte. Nach einem Arztbesuch am 28. August 2014 aß Jean zum letzten Mal – ein kleines Stück eines kleinen Kuchens, den sie selbst gebacken hatte, sowie eine Nektarine mit Crème fraîche. Danach lehnte sie konsequent alle Nahrung ab.

Zum Verzicht auf Flüssigkeit war Jean jedoch noch nicht bereit. Immer wieder trank sie hie und da einen kleinen Schluck Wasser, was ihren Sterbeprozess ohne Zweifel erheblich verlängerte. Gleichzeitig aber war sie extrem frustriert, dass sich das Sterben so lange hinzog. Es sei sehr hart, eine »Hölle auf Erden«, sagte sie in der vierten Woche ihres Sterbefastens einem Journalisten der »Sunday Times«. Sie bestätigte erneut, dass ihre Familie eigentlich nicht wolle, dass sie schon sterbe. »Sie gestehen mir aber das absolute Recht zu, meine eigene Wahl zu treffen.« Alles in allem sei das Sterbefasten aber eine unerträgliche Erfahrung, die keinem Hund zumuten sei, und die müsse sie nur machen, weil es die Regierung unterlassen habe, die Gesetzgebung so zu ändern, dass ein assistierter Suizid mit ärztlicher Hilfe möglich gewesen wäre.

Endlich Verzicht auf Flüssigkeit

Die erste Zeit des Verzichts auf Nahrung empfand Jean Davies zwar durchaus als angenehm. Nicht nur die nächsten Angehörigen, sondern auch entferntere Verwandte und viele Personen aus ihrem Freundeskreis kamen zu Besuch. Allerdings hatte sie nicht erwartet, dass sich ihr Sterben so sehr in die Länge ziehen würde. Nach der dritten Woche entschloss sie sich schließlich, auch auf Flüssigkeit zu verzichten. Ihr trockener Mund machte ihr aber sofort das Sprechen sehr schwer.

Dies war ihr äußerst unangenehm. Ob dies an einer unzulänglichen oder gar fehlenden Mundpflege gelegen haben könnte, ließ sich im Nachhinein nicht mehr abklären.

Jean Davies hatte gehofft, mit dem Verzicht auf Flüssigkeit ihr Sterben sehr zu beschleunigen. Sie meinte, nun werde es wohl nur noch drei Tagen dauern. Dies war aber nicht der Fall. Die Dauer des Sterbens bei FVNF hängt stark von der körperlichen Verfassung der Sterbewilligen ab. Bei konsequentem Verzicht auf Nahrung und Flüssigkeit sterben die Personen im Mittel innerhalb von 14 bis 16 Tagen. Jean Davies starb am 1. Oktober 2014, nachdem sie fünf Wochen keine Nahrung und seit zwei Wochen auch keine Flüssigkeit mehr eingenommen hatte.

Die letzten vier Tage wirkte sie nach Aussagen der Familie sehr friedlich und zufrieden. »Am Tag, bevor sie starb, lächelte sie jeden an. Letztlich bekam sie ja das, was sie gewollt hatte«, erzählte ihre Tochter Bronwen Davies, welche die letzten vier Wochen in Oxford verbracht hatte und zusammen mit einem erwachsenen Enkelsohn am Todestag bei der Mutter war. »Ich war immer stolz auf meine Mutter. Die ganze Familie ist stolz auf sie und darauf, wie sie gestorben ist.«

Anmerkungen

Das lange Sterben der Jean Davies erregte in der englischen Öffentlichkeit großes Aufsehen. Es erschienen eine größere Anzahl von Reportagen, in denen das Sterbefasten als unzumutbar bewertet wurde. Gegner des assistierten Suizids unterstellten jedoch Davies, sie habe bewusst daraufhin gewirkt, dass ihr Sterben lange dauere, damit man auf diese Weise das gesetzliche Verbot von Suizidhilfe als grausam anprangern kann. Weltweit betrachten nämlich seit Jahrzehnten viele Right-to-Die-Aktivisten den FVNF vor allem für die Angehörigen als schwer zumutbar. Die Sterbenden sähen »nach dem Hungertod aus wie KZ-Häftlinge«, stellte zum Beispiel eine führende französische Aktivistin in einem persönlichen Gespräch fest. Differenzierter verhalten sich einige amerikanische Right-to-Die-Organisationen sowie die größte europäische Sterbehilfeorganisation, EXIT Deutsche Schweiz. Seit einem Vorstoß anlässlich der EXIT-Generalversammlung 2015 betreut die Stiftung palliacura die Website www.sterbefasten.org und vermittelt umfassende Informationen zu wichtigen Fragen rund ums Sterbefasten.

Quellen

Persönliche Mitteilung von Michael Irwin, einem langjährigen Freund von Jean Davies, der sie während ihres Sterbefastens zweimal besucht hatte.
Eine Auswahl der Zeitungs- und Online-Berichte:
Alexandra Topping »Right-to-die campaigner who starved herself said she had no alternative«, The Guardian, 19. Oktober 2014
Andy Dolan »Grandmother aged 86 starved herself to death over five weeks in right-to-die battle«, Daily Mail online, 20. Oktober 2014
Victoria Ward »Right-to.die campaigner's daughter: ›Law does not need to be changed«, The Telegraph, 20. Oktober 2014
Sarah-Kate Templeton »Right to die granny, 86, starves herself to death«, The Times, 19. Oktober 2014

Fall 6: Sterbefasten statt ärztliche Sterbehilfe – Angehörige fühlten sich allein gelassen

Seit zehn Jahren litt Herr V. an Parkinson. Nach dem Tod seiner Frau, die ihn betreut hatte, bat der über 80-jährige Holländer seinen Hausarzt um ärztliche Sterbehilfe, die in den Niederlanden unter bestimmten Voraussetzungen möglich ist. Als ihm diese von einem Gutachter verweigert wurde, entschloss er sich zum Verzicht auf Nahrung und Flüssigkeit, um sterben zu können. Seine Tochter Julie unterstützte ihn beim Sterbefasten, fühlte sich aber von den Pflegefachleuten des Heimes, in dem Herr V. wohnte, im Stich gelassen.

»Meine Mutter war seine große Stütze«, erzählt Julie V., die als Lehrerin für autistische Kinder arbeitet. »Mein Vater brauchte sie, und sie war immer für ihn da. Ich denke, er war kein einfacher Mensch. Er wusste immer genau, was er wollte. Im Rückblick bewundere ich das. Er konnte sehr dominant sein und war nicht sehr diplomatisch. Er war ein großer Perfektionist. Wenn er etwas wollte, musste es genauso geschehen. Wenn er seinen Willen nicht bekam, konnte er sehr emotional und bitter sein – und sehr schwierig.« Andererseits konnte sich Herr V. für vieles im Leben sehr begeistern, so etwa für klassische Musik oder guten Wein.

Das Parkinson-Syndrom ist eine der häufigsten neurologischen Erkrankungen. Es schränkte die Lebensqualität von Herrn V. beträchtlich ein. Die Krankheit war bereits so weit fortgeschritten, dass er auf Pflege und auf Hilfe bei den »Aktivitäten des täglichen Lebens« (ATL) angewiesen war. Schon vor dem Tod seiner Frau hatte er sich Gedanken zu seiner Lebenssituation gemacht. Was, wenn seine Frau vor ihm sterben würde? Unter anderem hatte er diese Möglichkeit mit seinem Hausarzt besprochen: »Wenn meine Frau stirbt und ich mit meiner Krankheit weiterleben muss, kann ich Sie dann um Sterbehilfe bitten?« (siehe Anmerkungen) Als seine Frau nach einer schweren Erkrankung unerwartet verstarb, konnte Herr V. dies nur schwer verkraften. Sieben Wochen später, als seine Tochter im Urlaub in Frankreich war, wiederholte er gegenüber dem Hausarzt seine Bitte. Dieser reagierte zunächst durchaus verständnisvoll, sagte ihm aber, er solle doch noch einmal darüber nachdenken und im September wiederkommen.

Der Gutachter hilft nicht weiter

»Nach meinem Eindruck war der Arzt durchaus bereit, meinem Vater zu helfen. Er wollte die nötigen Schritte einleiten. Sie wurden sich einig über das Verfahren und einen möglichen Termin im Oktober. Zwei Experten untersuchten Vater, ob er bei klarem Verstand und nicht depressiv sei. Das verlief zufriedenstellend. Sie schrieben ihren Bericht«, sagt Julie V. Der Hausarzt fragte daraufhin einen sogenannten SCEN-Gutachter (siehe Anmerkungen) um Rat. Der Experte vertagte seine Entscheidung, weil er eine neurologische Besserung durchaus für möglich hielt: »Sie sollten Ihren Neurologen wechseln und andere Medikamente bekommen. Und Sie sind sehr einsam in Ihrer Wohnung. Sie sollten mehr Menschen um sich haben, vielleicht in einem Pflegeheim. Vielleicht ist es dort viel besser, als Sie sich das vorstellen.« Der Gutachter wollte, dass diese Schritte zuerst ausprobiert würden. Der Hausarzt lehnte es daraufhin ab, Sterbehilfe zu leisten.

Herr V. war darüber sehr enttäuscht. Bald fand die Tochter für ihn einen Platz in einem Pflegeheim und er zog widerwillig dort ein. Sogleich bat er die Heimärztin um Sterbehilfe. Julie V. berichtet: »Ich sprach mit dieser Ärztin und sie machte uns sehr klar, dass Sterbehilfe für sie nicht in Frage komme, sie würde ihn niemals aktiv beim Sterben unterstützen. Das war eine klare Botschaft für ihn. Es gab keinen Zweifel daran.«

Ein neuer Weg findet sich

Weil er im Pflegeheim nicht glücklich war und er kaum noch gehen konnte, nahm Herr V. oft ein Taxi und fuhr zurück in die alte Wohnung. Zu Hause las er in der Zeitschrift der holländischen Parkinson-Gesellschaft einen Artikel über eine Frau, die Parkinson hatte und der ebenfalls keine ärztliche Sterbehilfe gewährt wurde. »Mein Vater rief mich am Abend an, weil er von der Geschichte begeistert war. Er sagte mir, er wolle es genauso machen wie diese Frau: Er würde das Essen und Trinken einstellen. Er würde morgen damit anfangen.« Herr V. ließ sich dann vom Verein für ein freiwilliges Lebensende (NVVE, Nederlandse Vereniging voor een Vrijwillig Levenseinde) noch weiteres Informationsmaterial kommen. »Er gab uns das und fragte die Ärztin, ob sie ihn beim Sterbefasten unterstützen würde. Sie sagte, wenn das wirklich sein Wille sei und er es auch wirklich tun würde, dann werde sie ihm ihren Beistand gewähren.«

Die Familie wusste nicht, was auf sie zukommen würde. Julie V. dachte sich: »Wenn es wirklich das ist, was er will, dann ist das sein Weg, dann wird er es auch durchziehen. Aber wir hatten auch unsere Zweifel, ob er es tatsächlich tun würde oder ob er vielleicht nur Druck ausüben wollte, um Sterbehilfe zu bekommen und damit seinen Willen durchzusetzen.« Julie V. hatte schon vom Sterbefasten gehört und wusste »theoretisch, es gibt diese Möglichkeit«. Nach Weihnachten, am Stefanstag (26. Dezember), aß Herr V. noch etwas, an den beiden folgenden Tagen trank er noch ein wenig Wasser, doch dann beschloss er, gar nichts mehr zu essen und zu trinken. Er blieb in seinem Zimmer und sagte dem Pflegefachpersonen: »Ich komme nicht zum Essen – und bringt mir nichts zu trinken!«

Den Angehörigen fehlten Informationen

Weil Herr V. nun seine Parkinson-Medikamente nicht mehr nahm, konnte er nicht mehr aufstehen oder gar gehen. In dieser besonderen, für sie neuen Situation fühlten sich die Angehörigen allein gelassen, denn ihnen fehlten Informationen über das Sterbefasten und die dabei nötige Pflege. In der Woche zwischen Weihnachten und Neujahr hatte die Ärztin dienstfrei und so fehlten auch den Pflegenden die nötigen Instruktionen. Julie V. erzählt: »Wir waren isoliert auf der Station. Es gab zwar eine Kontaktperson, aber wir haben sie nie gesehen.« Die Schwestern hatten Schichtdienst; einige klopften manchmal an die Tür und boten etwas zu trinken an oder fragten, wie es dem Vater gehe. »Aber andere haben uns richtiggehend gemieden.« Manchmal sah Julie V., wie auf den Mund ihres Vaters etwas Gel aufgetragen wurde. Doch wenn er Pflege erhielt, die Inkontinenz-Einlagen oder der Katheter gewechselt werden mussten, wurde sie meist aufgefordert, draußen zu warten. »Da waren wir nicht dabei und ich habe nichts gesehen.«

Der Familie wurde auch nie erklärt, wie sie mit guter Mundpflege ihrem Vater hätten helfen können. Die Angehörigen befeuchteten mit einem nassen Schwamm seine Lippen. »Mein Vater hat am Schwamm gesaugt, um etwas Wasser zu bekommen, weil er durstig war.« Und dies war, im Rückblick, für Julie V. die schwerste Situation. »Ich glaube, er litt schrecklich unter einem Kampf zwischen dem, was sein Kopf wollte, und der Gegenwehr seines Körpers. Er wollte zwar wirklich nicht mehr leben. Aber alle Fasern seines Körpers verlangten nach Wasser. Und als sein Kind wusste ich einfach nicht, was ich tun sollte. War es richtig, ihm den Schwamm aus dem Mund zu nehmen? Es fühlte sich barbarisch an. Aber es fühlte sich auch falsch an, ihm das bisschen Wasser zu geben, denn es widersprach seinem Wunsch, schnell zu sterben. Ich wusste darauf keine Antwort« (siehe Anmerkungen).

Eine Krise am fünften Tag

Die Krise spitzte sich am fünften Tag des Sterbefastens zu. Julie V. saß mit ihrem Bruder am Bett ihres Vaters, der bei Bewusstsein war und trotz Valium nicht hatte schlafen können. An diesem Montagmorgen hatte die Heimärztin wieder Dienst. »Ich war unglaublich zornig auf diese Ärztin. Es musste einfach etwas geschehen. Er bekam keine Hilfe, und es gab nichts, was wir für ihn tun konnten. Und er kämpfte allein, und er litt. Ich weinte und redete, ich wollte, dass die Ärztin verstand, dass endlich etwas geschehen musste. Ich sagte: Auch wenn es mein Kind wäre, das da liegt … geben Sie mir die Spritze, und wenn ich dafür ins Gefängnis gehe, ich will, dass sein Leiden jetzt aufhört.« In ihrem Zorn erwähnte sie sogar die damals gerade aktuelle Debatte über die rituelle Schlachtung von Tieren, in der darüber gestritten wurde, ob es bis zum Tod 12 oder 40 Sekunden dauern dürfe. »Während mein Vater fünf Tage lang keinerlei Hilfe bekommen hat.«

Die Ärztin entschloss sich daraufhin, eine Schmerzpumpe einzusetzen. »Ich weiß nicht genau, welches Medikament er bekam, aber es sollte besser wirken als Valium. Und das tat es auch.« Julie bekam den Eindruck, dass ihr Vater nun einen guten Kontakt zur Ärztin hatte, weil sie ihm geholfen hatte und auch verstand, wie ernst es ihm mit dem Sterben war. »Mein Vater konnte nicht mehr sprechen und ich bat ihn, für ein Ja die Hand zu heben. So konnte ich ihm Fragen stellen und die Buchstaben für die Wörter bestimmen. Ich fand heraus, dass er Musik hören wollte, und sogar welche Musik. Das brauchte seine Zeit. Und sein Händedruck wurde immer schwächer.«

Am zehnten Tag nach Beginn des Sterbefastens, einem Freitagmorgen, kam die Ärztin erneut vorbei. Sie meinte zu Julie V. und deren Bruder, der Sterbeprozess könne noch eine Weile dauern, vielleicht sogar übers Wochenende. Sie sollte nicht Recht behalten, Herrn V. verließen an diesem Tag seine letzten Kräfte, und am Abend starb er, sehr ruhig.

Im Nachhinein können die beiden Geschwister den Ablauf des Sterbefastens akzeptieren – trotz Unsicherheiten, Zornausbruch und obwohl die ärztliche Sterbehilfe verweigert worden war. Julie V.: »Es war wirklich ein sehr guter Weg für ihn, so zu sterben. Unser Vater hat oft andere entscheiden lassen, und vielleicht ist er öfter im Leben falsch verstanden worden. Heute respektieren wir, dass er wirklich sterben wollte. Er hätte mit dem Sterbefasten jederzeit aufhören können. Das ist wichtig für uns. Wenn jemand aufhört zu essen und zu trinken, trifft er eine bewusste Entscheidung. Und er kann sich wieder anders entscheiden. Ärztliche Sterbehilfe hätte sich anders angefühlt, denn der Tod kommt so schnell, es gibt keinen Weg zurück. Mein Bruder und ich sind froh, dass wir unserem Vater am Ende so nahe sein konnten. Wir glauben heute beide, dass wir diese Nähe im Falle ärztlicher Sterbehilfe nicht gehabt hätten.«

Anmerkungen

Dies ist ein Beispiel für viele in den Niederlanden, denn immer wieder wollen Menschen vorzeitig sterben, erhalten aber nicht die dort legalisierte ärztliche Sterbehilfe. Nur Ärzt:innen dürfen dort Hilfe zum Suizid geben oder eine Tötung auf Verlangen durchführen. Die Voraussetzung ist, dass nach ärztlicher Einschätzung ein unerträgliches Leiden vorliegt. Es gibt ein Netzwerk von mehreren hundert Ärzt:innen, die als Zweitgutachter hinzugezogen werden sollen, wenn diese Beurteilung zu erfolgen hat. Diese Ärzt:innen gehören der Organisation »Steun en Consultatie bij Euthanasie in Nederland«[6], abgekürzt SCEN an, und sind durch eine zusätzliche Ausbildung dafür qualifiziert.

Beim Sterbefasten sollte möglichst wenig Wasser aufgenommen werden. Durst entsteht, wenn der Mund austrocknet. Hier einige der Maßnahmen, dies zu verhindern oder zumindest zu lindern:

- Den Mund mit einem Zerstäuber feuchtsprühen.
- In Gaze gewickeltes Eis lutschen.
- Etwas Rahm im Mundbereich verteilen.
- Zuckerfreies Eis am Stiel oder Kaugummi.
- Zahnfleisch und Zunge mit Gel einreiben.

Die Erzählung der Tochter von Herrn V. sowie weitere Berichte sind gegen Bezahlung als Stream oder Download erhältlich auf der Website https://dignifieddying.nl/.

Quellen

DVD »Abschied vom Leben – Augenzeugen berichten von selbstbestimmtem Sterben«, Regie Diego Pos, Produktion und C-Right Boudewijn Chabot
Schriftliche Antworten auf unsere Fragen von Boudewijn Chabot

---

6 Englische Bezeichnung: Support and Consultation for Euthanasia in the Netherlands

Fall 7: Unerträgliche Schmerzen – wie Ellen Schwiers ihr Leiden beendete

Vier Jahre nach ihrem Abschied von der Bühne hatte Ellen Schwiers nur noch einen Wunsch: »90 möchte ich auf keinen Fall werden. Ich empfinde mich als eine große Belastung für meine Tochter und deshalb möchte ich sterben.« Die 88-jährige Schauspielerin war bettlägerig geworden; schon nach kurzer Zeit im Rollstuhl musste sie sich jeweils wieder hinlegen. Unerträgliche Glieder- und Knochenschmerzen machten ihr den Alltag in ihrem Haus am Starnberger See zur Qual. Anfang 2019 entschloss sie sich, ihr Leben durch Sterbefasten zu beenden.

70 Jahre lang stand Ellen Schwiers auf der Bühne. Ein Hauch von Glamour und großer Welt sei spürbar gewesen, wenn ihre Tante Ellen zu Besuch gekommen sei, erzählt die Nichte Marte von Have im Vorwort der Lebenserinnerungen der großen Schauspielerin. »Sie ist eine Zeitzeugin für die Entwicklung, die Film, Fernsehen und Theater nach dem Zweiten Weltkrieg mit dem gesellschaftlichen und medialen Wandel in Deutschland genommen haben.« Von klein auf mit dem »zweiten Gesicht« behaftet, stand die Starschauspielerin dennoch mit beiden Füßen mitten im Leben, in dem es ihr nicht immer leicht gemacht wurde: »Ellen Schwiers' Leben besteht neben künstlerischen Triumphen auch aus Enttäuschungen und schweren Schicksalsschlägen.«

Bewegtes Leben und eine große Karriere

Ellen Schwiers wurde 1930 in Stettin geboren. Ihr Vater Lutz Schwiers hatte Rechtswissenschaft studiert, aber seine Leidenschaft gehörte schon während des Studiums dem Theater. Nach Abschluss der Reinhardt-Schule in Berlin wurde er zum professionellen Schauspieler, der zuerst wechselnde Engagements an Provinztheatern bekam. Dies bedingte, dass Ellen mal da, mal dort zur Schule ging; schon als Zehnjährige hatte sie 15 Mal die Schule gewechselt. Grauenhafte Kriegserlebnisse verfolgten sie ihr Leben lang. Nach anstrengender Flucht und der Rückkehr des Vaters aus dem Wehrdienst lebte die Familie Schwiers nach dem 2. Weltkrieg in Marburg. Dort begann Ellen eine Gärtnerlehre, eiferte dann aber bald als Souffleuse und Darstellerin in der Marburger Schauspielgruppe dem Vater nach, der diese Gruppe leitete.

Ihr erstes eigenes Engagement als Schauspielerin erhielt Ellen Schwiers mit 18 Jahren am Theater Koblenz. Viele ihrer Bühnenauftritte sind inzwischen legendär, so etwa 1961 die Buhlschaft im Salzburger »Jedermann« oder ihre Rollen in Uraufführungen von Max Frisch und Friedrich Dürrenmatt am Zürcher Schauspielhaus. Gerne spielte sie in den 1950er-Jahren in Filmen und auf der Bühne verführerische Frauen, die ein schreckliches Geheimnis verbargen oder trotz der schönen Maske teuflische Pläne verfolgten. Sie wirkte in vielen deutschen und internationalen Spielfilmen mit – vom reißerischen Actionfilm bis zur Komödie. In vielen populären TV-Serien wie etwa »Unser Charlie« verkörperte sie wichtige

Rollen und wurde so im ganzen deutschen Sprachraum zur Starschauspielerin, die mehrere Preise und das Bundesverdienstkreuz erhielt.

Neben ihren zahlreichen Auftritten auf Bühnen und im Fernsehen war sie auch lange Jahre unternehmerisch tätig, sei es als künstlerische Intendantin der Burgfestspiele in Jagsthausen oder als Direktorin ihres eigenen Tournee-Theaters »Das Ensemble«. Erst 2015 zog sie sich, nach fast 70 Jahren erfolgreicher Schauspielkarriere, von der Bühne zurück, da sie anstrengende Tourneen nicht mehr bewältigen konnte. Zwei Jahre darauf spielte die 86-Jährige ihre letzte Fernsehrolle in einer ZDF-Serie.

Zwei schwere Schicksalsschläge

1956 hatte Ellen Schwiers den Kulturfilmproduzenten Peter Jacob geheiratet, der zuvor mit Leni Riefenstahl liiert war. Zwei Kinder stammen aus der Ehe mit Jacob; Katerina und Daniel wurden beide erfolgreiche Schauspieler. 1985, sieben Jahre vor dem Tod seines Vaters, starb Daniel an Leberkrebs. Ellen Schwiers: »Wenn man erlebt, wie ein 21-Jähriger stirbt, der gerne gelebt hätte, dann kann man das eigene Leben nur als Geschenk empfinden.« In ihren Lebenserinnerungen behandelt sie diesen tragischen Todesfall erst ganz am Schluss, im zweitletzten Kapitel: »Die Trauer war grenzenlos. [...] Er hat eine klaffende, sinnlose Lücke in meinem Leben, in unserem Leben hinterlassen.« Bereits in den 1970er-Jahren hatte es für Ellen Schwiers einen schweren Schicksalsschlag gegeben: Der ihr sehr nahestehende Schauspieler Fred Haltiner hatte sich das Leben genommen. Auch dies belastete sie fortan schwer. »In mir war nur noch nackte Einsamkeit, am liebsten wäre ich auch gestorben«, heißt es dazu in ihrem Buch. Solch schwere Lebenskrisen ertrug sie vor allem dank des guten Zusammenhalts innerhalb der Familie. Und auch die Erfolge im Beruf halfen ihr immer wieder über schwere Zeiten hinweg.

Sterbewunsch führt zu Zank

Wegen Osteoporose kam es bei Ellen Schwiers im hohen Alter zu einem Wirbeleinbruch. In der Folge litt sie immer wieder heftig an Nervenschmerzen. Opioidpflaster, die sie fast ständig trug, nützten wenig. Eine nicht näher bezeichnete Therapie im Jahre 2018 habe ihr beigebracht, mit dem Schmerz mehr oder minder umzugehen: »Es hat mir den Schmerz aber leider nicht genommen.« Ihr Leben lang war die deutsche Grande Dame der Schauspielkunst im Einsatz gewesen – unermüdlich, enorm fleißig und diszipliniert. Die Untätigkeit verschlimmerte daher ihre Schmerzen und ihr Leiden: »Das ist ein grauenvoller Zustand, weil ich ja mein Leben lang schwer gearbeitet habe.«

Ellen Schwiers stand – wie viele berühmte Schauspielerinnen – bis zuletzt durchaus gerne im Rampenlicht der Öffentlichkeit und sie gab oft freimütig Einblick in ihre Lebenssituation. Über ihre Schmerzen, ihren Kummer und ihr Leid berichtete sie im März 2019 in einem Interview mit der »Abendzeitung«. Sie verriet dem Münchner Boulevardblatt in aller Offenheit, dass sie in ihrem Haus am Starnberger See von einer Pflegerin aus Kroatien rund um die Uhr versorgt werde und in den Pflegegrad 4 eingestuft worden sei. Sie warte nur noch auf den Tod, ließ sie sich in verschiedenen People-Magazinen und in der »Bild«-Zeitung zitieren. Schuld an ihrem Wunsch zu sterben, seien ihre schweren, trotz Medikamenten nicht beherrschbaren Nervenschmerzen und die weitgehende Bewegungsunfähigkeit. Eigentlich würde sie »gern in die Schweiz fahren, um Sterbehilfe in Anspruch zu nehmen«, doch ihre Tochter Katerina sei dagegen.

Dieser wohl etwas unbedacht geäußerte Nebensatz löste im Internet einen wahren Shitstorm gegen Katerina Jacob aus und war wiederum Anlass für zahlreiche Presseberichte. Jacob konterte impulsiv mit einer Videobotschaft und betonte, sie habe oft mit ihrer Mutter über deren Sterbewunsch gesprochen und sogar angeboten, mit ihr ins Ausland zu fahren: »Das wollte sie nicht, sie möchte das zu Hause machen. [...] Ich würde ihr sofort helfen, aber mit legalen Mitteln. Ich finde keinen Arzt, der das macht. Soll ich ihr die Spritze setzen? Das wäre Mord.« Viele Kommentare zu diesem Video sprachen sich für eine Gesetzesänderung im Bereich Sterbehilfe aus.

Gelassene Stimmung bis zum Tode

»Ich habe keine Angst vor dem Tod. Ich habe ein reiches und pralles Leben hinter mir«, schreibt Ellen Schwiers in ihren Lebenserinnerungen. Ihren Sterbewunsch diskutierte sie nicht nur intensiv mit ihren Angehörigen, sondern auch mit einem Palliativmediziner und ihrem Hausarzt. Letzterer lehnte zwar eine Beihilfe zum Suizid ab, war aber bereit, ihr bei einem Sterbefasten beizustehen und ihr weiterhin alle Medikamente zu geben, die sie gegen ihre mittlerweile fast unerträglich gewordenen Schmerzen benötigte.

Ellen Schwiers entschied sich nach mehrwöchigem Zögern, auf Nahrung zu verzichten, aber weiterhin zu trinken. Im März hatte Ellen Schwiers der »Abendzeitung« noch verschwiegen, dass sie zum Zeitpunkt des Interviews schon seit einigen Wochen so gut wie nichts mehr gegessen und über 40 Kilo an Gewicht verloren hatte. In einer ZDF-Talkshow erzählte Katerina Jacob dann im April 2019, ihre Mutter habe den Wunsch geäußert, in Würde selbstbestimmt diese Erde verlassen zu können und esse schon seit einiger Zeit nichts mehr. Es gab dabei übrigens keinerlei Komplikationen, nicht zuletzt auch, weil Ellen Schwiers zu Hause von Pflegepersonen rund um die Uhr betreut wurde.

Mit wachem Verstand und sehr gelassen habe Ellen Schwiers von den Angehörigen Abschied genommen, berichtete Katerina Jacob. »Sie hat immer gesagt: Bitte nicht trauern! Ich will das nicht. Sei froh, dass ich es so weit geschafft habe, erst mit 88 Jahren zu sterben.« Katerina musste eigens zum Bestatter fahren, um einen Sarg und eine Urne auszusuchen und Ellen Schwiers habe selbst in einem langen Telefongespräch mit dem Bestatter darüber diskutiert, was sie wolle – dabei habe es viel zu lachen gegeben. Wunschgemäß bemalte Katerina die einfache Holzurne mit dem Emblem des Tourneetheaters. Lächelnd habe ihre Mutter gesagt: »Sehr schön geworden, Schätzchen. Stelle es auf die Fensterbank, dann sehe ich immer, wo ich in Zukunft wohnen werde.«

Das Leben loslassen

In den Lebenserinnerungen von Ellen Schwiers ist zu lesen: »Sie wartete noch, bis ihre Enkelin Josephine aus Kanada angereist war, um sich von ihrer Großmutter zu verabschieden. Danach konnte sie das Leben loslassen.« Frühmorgens am 26. April 2019 ist Ellen Schwiers in ihrem Haus in Berg am Starnberger See friedlich eingeschlafen. So, wie sie es sich gewünscht hatte, im Kreis ihrer Familie. »Wir haben den Mittelpunkt unserer Familie verloren«, hieß es in der Todesanzeige. »Wir nehmen Abschied von einem besonderen, wunderbaren Menschen und einer großen Künstlerin, unserer Freundin und Beraterin.« Ihrem Wunsch entsprechend wurde Ellen Schwiers eingeäschert und die Asche an einem ihrer Lieblingsplätze in Kanada verstreut. Das Sterbefasten hatte etwa drei Monate gedauert.

Anmerkungen

Ellen Schwiers hat bis zuletzt noch Flüssigkeit zu sich genommen. Daher dauerte es sehr lange, bis sie starb. Ihre Familie und eine Freundin, die sich um sie kümmerten, empfanden diese lange Dauer des Verzichts auf Nahrung jedoch nicht als Belastung. Zuweilen liest man Formulierungen wie »verzweifelte Alte hungern sich zu Tode« (beispielsweise im Artikel von Matthias Kamann, »Suizid durch Verzicht auf Nahrung«, Welt Print, 12. August 2018). Da Ellen Schwiers aber fast immer nur Wasser getrunken und zum Beispiel keine zuckerhaltigen Säfte zu sich genommen hatte, ist davon auszugehen, dass das Hungergefühl schon nach zwei oder drei Tagen völlig erloschen war. Weitere Erfahrungen dazu ergeben sich aus der Praxis des Heilfastens. Dass dabei oft freudige Gefühle auftreten, schreibt man einer Ausschüttung von Endorphinen zu, die durch den Nahrungsverzicht ausgelöst werden. Die Formulierung »hungern« beruht also auf mangelndem Wissen oder sie wird bewusst tendenziös eingesetzt.

Für die Bekämpfung der Nervenschmerzen von Ellen Schwiers waren Opioide nicht geeignet. Cannabidiol (CBD) hingegen, eine nicht-psychoaktive Komponente von Cannabis, ist nach heutigem, immer noch vorläufigem Wissensstand, hierfür geeignet. In den letzten Jahren wurden dieses und ein weiteres Cannabis-Präparat in Mitteleuropa als Heilmittel legalisiert (in Deutschland 2017), jedoch mit diversen Vorbehalten, die es sehr umständlich und langwierig machen, es zu verordnen und über Apotheken an Patienten abzugeben. Da man Ellen Schwiers CBD aber ab und zu von Auslandsreisen mitbrachte – was allerdings illegal war –, konnten ihre Beschwerden dadurch immer wieder etwas gelindert werden.

Assistierter Suizid in Deutschland

Im Prinzip wäre es für die Tochter oder jemand anderes möglich gewesen, Ellen Schwiers zu einem Suizid durch Einnahme eines tödlichen Medikaments zu verhelfen. Der bis Ende Februar 2020 geltende § 217 StGB bedrohte nur diejenigen mit Strafe, die solch eine Hilfe im Prinzip auch in anderen Fällen anbieten, sei es, weil sie das als Arzt tun möchten, sei es, weil sie einer Organisation für Suizidhilfe angehören oder aber als Privatperson in diesem Bereich als Helfer verfügbar sind. Allerdings ergaben sich in Deutschland dann Schwierigkeiten für die konkrete Durchführung: Es war nicht möglich, das in der Schweiz verwendete Natrium-Pentobarbital (NaP) legal zu erhalten. Es über das Internet zu beziehen war und ist zwar nicht ausgeschlossen, doch ist es dann ungewiss, ob bei dem, was man dann (eventuell aus China) erhält, auch »drin ist was draufsteht«. Stets besteht ein kleines Restrisiko, dass die sterbewillige Person – trotz vorhergehender Einnahme eines Antibrechmittels – sich später übergeben muss und das Medikament dabei teilweise mit dem erbrochenen Mageninhalt ausgeschieden wird. Von mehreren Sterbehelfern in Deutschland wurde wiederholt und ohne Probleme ein anderes Medikament verwendet, das zum Herzstillstand führt.

Quellen

Mail-Verkehr mit Katerina Jacob
Marte von Have »Dich hat der Esel im Galopp verloren. Lebenserinnerungen von Ellen Schwiers«, 2019, Verlag Neues Leben
Verwendete Zeitungs- und Onlineberichte sowie TV-Sendungen (Auswahl):
Steffen Trunk »Tochter bestätigt: Ellen Schwiers (88) ist tot«, Abendzeitung München, 12. März 2019
hpi/dpa »Ellen Schwiers ist tot«, Spiegel online, 26. April 2019
anonym, mehrmals aktualisiert »Schauspielerin Ellen Schwiers wollte sterben – berührende Todesanzeige«, merkur.de, 8. Mai 2019
»Markus Lanz«, Talkshow, 11. April 2019, ZDF
»Riverboat«, Talkshow, 5. Juli 2019, MDR

Fall 8: Verzicht auf Flüssigkeit fiel schwer – FVNF gelang erst im zweiten Anlauf

Eine 81-jährige Witwe entschloss sich nach einem schweren Schlaganfall zum Sterbefasten. Einen ersten Versuch brach sie ab, weil ihr der Verzicht auf Flüssigkeit zu schwerfiel. Einige Wochen später und durch Fachpersonen besser informiert als zuvor, verzichtete sie erneut auf Nahrung und Flüssigkeit. Dieser zweite Anlauf war erfolgreich.

Auch im Alter von über 80 Jahren war Sarah noch vielseitig interessiert. Am aktuellen gesellschaftlichen und politischen Geschehen nahm sie rege teil durch tägliche Zeitungslektüre am Computer. Sie hatte gute Nachbarschaftskontakte und genoss es, mit Bekannten und Freund:innen das chinesische Spiel Mahjong zu spielen. Familiäre und freundschaftliche Beziehungen pflegte sie auch mit häufigen E-Mails. Sie las viele literarische Werke und musizierte gerne. Mit viel Leidenschaft übte sie jeden Tag in ihrer sonnigen Wohnung auf dem Klavier; auf diesem Instrument hatte sie es zu beachtlichem Können gebracht. Im Übrigen gehörte sie schon seit Jahrzehnten einer amerikanischen Right-to-die-Organisation an.

Sarahs Mann war fünf Jahre zuvor an Alzheimer erkrankt und musste in einem Pflegeheim betreut werden, weil er inzwischen auch im alltäglichen Leben zunehmend auf professionelle Pflege und Unterstützung angewiesen war. Sarah besuchte ihn nur selten, weil sie die Heimatmosphäre als sehr unangenehm empfand. Sie war eine sehr selbstbestimmte Frau und lehnte für sich selbst eine Existenz in einem Pflegeheim kategorisch ab. Ihr Mann verstarb dann etwa ein Jahr bevor sie selbst einen Schlaganfall erlitt.

Zunehmende Altersbeschwerden

Aus unbekannten Gründen häuften sich bei Sarah plötzlich Stürze mit mehrfachen Knochenbrüchen. In einem besonders schweren Fall brach sie sich beide Schultern und einige Rippen. Da sie bei der Rehabilitation wieder einmal zu wenig Geduld hatte, blieb sie am Oberkörper nachhaltig geschwächt, so dass sie schließlich nicht mehr allein aufstehen konnte, wenn sie stürzte. Eines Morgens fiel sie wiederum und rief um Hilfe. Ein Notfallteam half ihr auf, setzte sie in einen Stuhl und verließ die Wohnung, weil Sarah keine weitere Behandlung wollte. Wenig später fiel sie erneut auf den Boden. Diesmal wurde sie trotz ihres Widerstands in ein Krankenhaus gebracht, wo umgehend ein Schlaganfall festgestellt wurde. Ihre Tochter Laura eilte sofort ans Krankenbett. Die Ärzt:innen erklärten ihr, dass die rechte Seite ihrer Mutter gelähmt bleiben würde.

Nach einer Woche im Krankenhaus folgte eine mehrwöchige Rehabilitation zwecks Stärkung der gesunden Seite. Anschließend sollte Sarah eigentlich in eine Umgebung mit besonderer pflegerischer Versorgung (in den USA eine Art des betreuten Wohnens) wechseln. Sie hatte aber inzwischen festgestellt, dass ein Weiterleben als Pflegefall in permanenter Abhängigkeit für sie unerträglich war, hatte sie doch ihre Selbständigkeit bisher sehr genossen. Nicht zuletzt beim Toilettengang empfand sie das Angewiesensein auf andere als unerträglich. Die Tochter war seit langem damit vertraut, dass ihre Mutter irgendwann sagen werde, »genug ist genug«. Somit war sie darauf vorbereitet und hatte Verständnis für den Sterbewunsch, doch sie konnte ihn zunächst nicht akzeptieren. In ihrem Gefühlskonflikt wandte sie sich an die Right-to-die-Organisation, bei der ihre Mutter Mitglied war. Sie fand so Kontakt zu der in New York lebenden Expertin Judith K. Schwarz, die sich beruflich und publizistisch seit Langem mit der Situation von Menschen am Lebensende und besonders auch mit der Thematik des FVNF auseinandersetzt.

Eine ungeduldige Patientin

Sarah führte lange Gespräche mit der Expertin Judith K. Schwarz, mit Familienmitgliedern, dem Vorsitzenden der Right-to-die-Organisation und anderen, blieb aber stur bei ihrem saloppen Spruch »Raus aus der Reha-Klinik, raus aus dem Leben!«. Ihr wurde klargemacht, dass der Freiwillige Verzicht auf Nahrung und Flüssigkeit die einzige legale Möglichkeit war, ihr Leben bald und selbstbestimmt zu beenden. Judith K. Schwarz hatte sich überzeugt, dass Sarahs Sterbewunsch im

Einklang mit deren Werten und dem Anspruch stand, »zu ihren Bedingungen« zu sterben.

Die Tochter sprach mit der Hausärztin, die Sarah seit über 30 Jahren betreute. Die Ärztin war nicht erstaunt über deren Entschluss, wollte aber sicher sein, dass alles legal war und korrekt ablief. Die Tochter setzte deshalb eine Patientenverfügung auf, in dem die Mutter erklärte, dass sie den Entschluss zum FVNF aus freiem Willen getroffen habe, um eher sterben zu können. Die Ärztin war nun bereit, Sarah weiterhin bei der palliativen Betreuung beizustehen.

Verzicht auf Flüssigkeit fiel schwer

Nach drei Wochen Rehabilitation wurde Sarah – »auf eigenes Risiko« – aus der Reha-Klinik entlassen. Weil ihre rechte Seite gelähmt war, musste ihre Tochter stellvertretend die Erklärung unterschreiben. Zu Hause hatte Laura vorsorglich ein Krankenbett gemietet und eine erfahrene Pflegefachfrau verpflichtet. Die Rückkehr in die eigene Wohnung hellte Sarahs Stimmung erheblich auf. Laura versuchte, ihr Informationen zum Sterbefasten zu vermitteln, aber auf diese Instruktionen wollte sie sich nun nicht mehr so recht einlassen. Sarah war ungeduldig und war sich absolut sicher, dass die Sache ohnehin in vier Tagen erledigt sein würde. Sie glaubte, sie würde in kürzester Zeit verhungern.

Sie begann mit dem Verzicht auf Nahrung bereits am Tag ihrer Rückkehr, tat sich aber mit dem Flüssigkeitsverzicht zunehmend schwer. Auch glaubte sie nicht so recht, dass dieser wirklich nötig sei; sie war mental dauernd auf den Punkt »Trinken!« fixiert. Alle Einwände der Tochter schob sie gelangweilt mit einer Handbewegung zur Seite. Sie wollte auch nicht das Informationsmaterial lesen, das ihr Judith K. Schwarz zur Verfügung gestellt hatte. Vor allem genoss sie den regen Besuch, den sie jetzt »von morgens bis abends« erhielt.

Extreme Unruhe, lieber weiterleben

Am dritten Tag befiel Sarah eine extreme Unruhe. Sie erklärte, sie habe großen Durst, obwohl ihre Tochter durch gute Mundpflege hatte verhindern wollen, dass Mund und Rachenraum trocken wurden. Sarah verlangte in aufgeregter Weise zu trinken. Ihre Tochter erinnerte sie an den Sterbewunsch und fühlte sich nach eigener Aussage plötzlich wie eine Mutter, die ihrem Kind »Nein!« sagen muss. Die Hausärztin war ausgerechnet zu dieser Zeit nicht erreichbar. Es stand kein Medikament zur Verfügung, um die Erregung der Mutter zu lindern, und am Abend des vierten Tages erklärte Sarah schließlich, dass sie ihre Meinung geändert habe und nun doch lieber weiterleben wolle.

Dies war ein Schock für die Tochter, obwohl sie ja selbst zuerst gegen den Todeswunsch der Mutter gewesen war und ihr mehrmals gesagt hatte, dass man das Sterbefasten auch wieder abbrechen könne (siehe Anmerkungen). Laura war sehr aufgebracht, zum einen, weil sie sich verantwortlich fühlte, zum andern aber, weil sie sich über die Entscheidung ihrer Mutter, weiterleben zu wollen, nicht richtig freuen konnte.

Ein erneuter Anlauf

In den anschließenden drei bis fünf Wochen arrangierte Laura nun alles, was für die optimale pflegerische Versorgung ihrer Mutter nötig war. Darüber hinaus suchte sie nach einem Heim für die Langzeitpflege. Langsam stellte sich Routine im Tagesablauf ein. Nach dem morgendlichen Gang zur Toilette und einem Bad wurde Sarah von der Tageshilfe in den Rollstuhl gesetzt, gelegentlich durch den Flur und manchmal sogar hinaus auf den Vorplatz gefahren. Für die Nacht und für die Wochenenden waren zusätzliche Pflegefachkräfte verpflichtet worden. Laura und ihr Bruder besuchten die Mutter, so oft es ihnen zeitlich möglich war.

Allerdings wurde Sarah nun allmählich klar, dass sich ihre Lage trotz allem nie mehr bessern würde. Sie musste akzeptieren, dass sie beispielsweise nie mehr würde Klavier spielen können. Alles, was ihr einst besonders viel bedeutet hatte, war ihr nun für immer versagt. So entschloss sie sich schließlich erneut zum Sterbefasten. Dieser schwierige Weg schien ihr jetzt doch das einzig Richtige zu sein. Alle Beteiligten trafen nun noch bessere Vorbereitungen als beim ersten Mal. In einem längeren Telefongespräch mit Judith K. Schwarz, an dem die Tochter und die Pflegefachfrau assistierend beteiligt waren, erhielt Sarah nochmals alle wichtigen Informationen zum Sterbefasten. Es wurden fast keine Besucher mehr zugelassen, weil sie dies möglicherweise zu sehr angeregt hätte. Aus eigenem Antrieb nahm Sarah nun einen Videofilm auf. Dieser war an ihre Tochter gerichtet: Sarah sagte ihr, sie solle ihr keine Flüssigkeiten mehr geben, wenn sie in der Verwirrtheit danach verlangen würde.

Die Hausärztin veranlasste regelmäßige Gaben geringer Morphin-Dosen, woraufhin Sarah schläfrig wurde und keine Anzeichen von Schmerzen zeigte. Sie wollte, wie auch ihre Tochter, dass die »Geschichte« ihres Sterbefastens später veröffentlicht wurde. Nach elf Tagen schlief Sarah friedlich ein. Tochter Laura hielt ihre Hand.

Anmerkungen

Wahrscheinlich kann der FVNF etwa bis zum Ende der ersten Woche ohne schwere, bleibende Folgen abgebrochen werden. Oft wird darauf hingewiesen, dass es eine Besonderheit des FVNF gegenüber einem Suizid mit Medikamenten ist, dass man das Ganze »anfangs« (vgl. z. B. Chabot & Walther 2021, S. 49) wieder abbrechen könne. Leider gibt es zur Frage, nach wie vielen Tagen das noch ohne bleibende Schäden möglich ist, gegenwärtig keine Untersuchungen. Es dürfte auch von der Vorerkrankung des Sterbewilligen abhängen.

Dass das Sterbefasten am Ende gut verlief, ist schon dank der Unterstützung von mehreren Personen, die dazu bereits Erfahrungen hatten, nicht verwunderlich. Ein Hauptgrund für das Scheitern des ersten Anlaufes lag wohl darin, dass die Gemütslage von Sarah nach der Rückkehr ins eigene Heim und dank der zahlreichen Abschiedsbesuche gespalten war: Einerseits schien sich nun doch eine lebenswerte Perspektive aufzutun, andererseits hatte sie sich ja zum Sterben entschlossen und war es sich offenbar schuldig, diesen Beschluss nun umzusetzen – aber eben nur halbherzig.

Quellen

Judith K. Schwarz (2016): Sarah's Second Attempt to Stop Eating and Drinking: Success at last. Narrative Inquiry in Bioethics 6 (2): 99–101.
Diese Fallbeschreibung wurde in deutscher Sprache erstmals in anderer Form auf der Website www.sterbefasten.org veröffentlicht.

Fall 9: Das Sterben verkürzen, ohne um Erlaubnis bitten zu müssen

Sie war eine kraftvolle Persönlichkeit: Frau Del G. hatte sich in Portland im US-Bundesstaat Oregon bis in ihre Achtzigerjahre aktiv für die amerikanische Friedensbewegung eingesetzt. Seit vier Jahrzehnten litt sie an verschiedenen Krebsformen, zeigte aber ihrer Familie nie, wie schlecht es ihr ging. Nach der Jahrtausendwende widmete sich die tüchtige Hausfrau fast ausschließlich der Pflege ihres Mannes, der dann 2007 im hohen Alter von 97 Jahren starb. Danach kam es bei ihr zu verschiedenen weiteren körperlichen Gebrechen: Sie verlor plötzlich weitgehend ihr Gehör und benötigte zum Atmen Sauerstoff.

Im Alter von 91 Jahren stürzte Del G. und brach sich einen Arm. Da war wohl der letzte Strohhalm weg, an den sie sich noch geklammert hatte. »Meine Mutter war wirklich eine Kämpferin, solange sie machen konnte, was sie wollte«, erzählt ihre Tochter Bonnie, »aber das gab ihr nun den Rest.« Del G. informierte ihre Familie darüber, dass sie nun ihr Leben beenden wolle. Da sie im US-Staat Oregon lebte, wäre es in ihrem Zustand wohl möglich gewesen, nach den Regeln und den recht restriktiven Voraussetzungen des Death with Dignity Act (siehe Anmerkungen) einen ärztlich-assistierten Suizid durchzuführen.

Entschluss, jetzt zu sterben

Del G.s Schwiegersohn, ein Hausarzt, erklärte ihr das komplizierte Verfahren. »Für das habe ich keine Zeit«, sagte die energische Frau, »ich höre einfach auf, zu essen und zu trinken.« Del G. hatte wohl durch diesen Arzt auch genaue Kenntnisse von einer Publikation über »Voluntarily stopping eating and drinking« (VSED respektive FVNF), die weltweit in palliativen Kreisen einiges Aufsehen erregt hatte (siehe Anmerkungen). Die 2003 in Oregon von Linda Ganzini durchgeführte Studie ergab, dass von den über 100 befragten Pflegekräften, die ein Sterbefasten begleitet hatten, die meisten den Sterbevorgang als gut und eher friedlich einstuften. Auf mehreren medizinischen Kongressen wurde dann auch immer wieder hervorgehoben, dass FVNF in der Regel ein längeres, bereicherndes Abschiednehmen erlaubt, dass man in den ersten Tagen auch wieder aufhören kann und dass FVNF vor allem eine Möglichkeit ist, selbstbestimmt aus dem Leben zu scheiden, ohne jemanden um Erlaubnis bitten zu müssen.

Ein großes Bedauern

Dieser letzte Aspekt war für Del G. wohl der wichtigste. Da ihr Schwiegersohn Arzt war, brauchte sie keine weitere ärztliche Unterstützung. Er wusste um die Wichtigkeit einer guten Mundpflege und wäre notfalls auch bereit gewesen, ihr starke Schmerzmittel zu verordnen. »Sie brauchte allerdings keine Medikamente, lediglich weiterhin Sauerstoff«, erzählte ihre Tochter. Alle Enkel und Urenkel besuchten die sterbende Frau: »Sie war absolut friedvoll, gut gelaunt, machte kleine Witze und sagte, wie sehr sie alle liebe.« Dann aber überraschte sie alle mit der Ankündigung, dass sie doch etwas bedauere. Alle waren gespannt, bis die alte, sterbende Dame schmunzelnd weiterfuhr: »Ich wünsche mir so sehr, ich hätte die Rolling Stones gesehen, als sie das letzte Mal nach Portland kamen.« Die englischen Rocklegenden waren im Rahmen ihrer Weltkonzerttournee »A Bigger Bang« am 1. November 2005 in der Rose Garden Arena in Portland aufgetreten und Del G. hatte wegen ihrer damals bereits angeschlagenen Gesundheit und der aufreibenden Pflege ihres Mannes nicht am Konzert ihrer Lieblingsband teilnehmen können. Am fünften Tag des Sterbefastens fiel Del G. in einen friedlichen Schlaf und starb 36 Stunden später.

Nachtrag

Del G.s Entschluss zum Sterbefasten und ihr Tod wurden neun Jahre später von der ehemaligen New-York-Korrespondentin der »Washington Post«, Buchautorin und Universitätsdozentin Paula Span auf einem Kongress thematisiert und in der Folge von ihr in einem Artikel der »New York Times« in der Rubrik »The New Old Age« niedergeschrieben. Die Online-Fassung des Berichtes löste hunderte von Kommentaren aus. Der Text polarisierte stark. Viele Blogschreiber – die meisten nicht aus dem Palliativ- oder Pflegebereich – stellten sich den »Verzicht aufs Trinken und das Verhungern« als schrecklichen Sterbeprozess vor und lehnten deshalb FVNF vehement ab. Andere jedoch betonten und belegten es mit Beispielen aus ihrem persönlichen Umfeld, dass viele ältere Leute in den USA seit jeher FVNF als gute und natürliche Möglichkeit sähen, ihr Leben selbstbestimmt zu beenden.

Anmerkungen

Das Gesetz über ein »Sterben in Würde« erlaubt erwachsenen Menschen, die in Oregon leben, unter gewissen, recht restriktiven Voraussetzungen einen ärztlich-assistierten Suizid: So muss unter anderem eine unheilbare, sehr wahrscheinlich binnen sechs Monaten zum Tode führende Erkrankung vorliegen. Ein kompliziertes Prozedere folgt mit Einbeziehung eines zweiten Arztes, mündlichen Absichtserklärungen und einer schriftlichen Erklärung, die von zwei Zeugen mitunterschrieben werden muss, wobei einer der Zeugen weder verwandt, noch erbberechtigt oder Pflegender sein darf. Nach einer Bedenk- und einer Wartezeit von je 15 Tagen darf der Arzt das tödliche Medikament verschreiben, die sterbewillige Person muss es aber selbst einnehmen können.

Hinsichtlich der erwähnten Studie (Ganzini et.al. 2003) ist interessant, dass es sich ausschließlich um Patienten handelte, die entweder in Hospizen waren oder entsprechend betreut wurden. Somit war ein FVNF für die damalige Hospizbewegung in Oregon kein Problem; in den USA reichen die Einstellungen zum FVNF innerhalb der Hospizbewegung von der Akzeptanz über die bedingte Zustimmung bis hin zur Ablehnung. In deutschsprachigen Ländern dürfte es genauso sein; es gibt allerdings Vorstöße einiger Experten für das Hospizwesen, den FVNF als unvereinbar mit der Hospizidee hinzustellen.

Quellen

Homepage Oregon Health Authority, https://www.oregon.gov/oha/pages/index.aspx (Zugriff am 21.08.2025)
Paula Span »The New Old Age«, New York Times, 25. Oktober 2016

Fall 10: Letzter Ausweg vor der völligen Hilflosigkeit

Frau K. litt die letzten zehn Jahre ihres Lebens an Parkinson. Als ihre Schluckbeschwerden stark wurden und sie nur noch Brei essen konnte, war auch abzusehen, dass die Ärzt:innen ihr bald künstliche Ernährung vorschlagen würden. Sie sagte deshalb: »Jetzt ist es genug!« Mit 90 Jahren entschied sie sich für den völligen Verzicht auf Nahrung und Flüssigkeit.

Frau K. und ihr zweiter Ehemann hatten zeitlebens wichtige Entscheidungen sorgfältig vorausgeplant. Meist war Frau K. die treibende Kraft; sie war energisch und ihr Mann stimmte ihren Vorschlägen meistens zu. Bei ihrer Mutter hatte Frau K. miterleben müssen, wie schwierig es oft ist, eine Person, die sich nicht mehr selbständig versorgen kann, aus ihrem Wohnumfeld zu lösen und zum Eintritt in eine Pflegeeinrichtung zu bewegen. Aufgrund dieser Erfahrung entschied sie: »Sowas tun wir unseren Kindern nicht an!« Unter realistischer Einschätzung von Gesundheit und Mobilität zog daher das Ehepaar rechtzeitig in ein Seniorenheim. »Meine Mutter war damals 79 Jahre alt, unser geliebter Stiefvater war 85«, erzählt einer der Söhne.

Fast zur gleichen Zeit wurde bei Frau K. Parkinson diagnostiziert. Die ersten Jahre war die Krankheit erträglich und sie arrangierte sich zunächst damit. Ihr Mann machte ihr mehr Sorgen, denn seine Gesundheit war stärker angeschlagen. Als jahrzehntelanger starker Raucher litt er an COPD (Chronic Obstructive Pulmonary Disease), einer chronischen Lungenkrankheit, bei der die Atemwege verengt sind, so dass vor allem das Ausatmen behindert wird. Man leidet daher ständig unter Atemnot. Herr K. musste oft ins Krankenhaus, zuletzt mehrmals jährlich und meistens wegen einer Lungenentzündung.

Aber auch bei Frau K. schritt die Krankheit weiter voran. Ihre Stimme ließ nach und sie konnte sich nicht mehr leicht verständlich machen. »Alle mussten leise sein, wenn sie etwas sagen wollte.« Das machte ihr sehr zu schaffen, waren doch immer die Kommunikation, künstlerische Aktivitäten und ihr herzlicher Umgang mit dem großen Freundeskreis ihre Stärke gewesen. Längst waren die beiden alten Menschen an den Rollator gebunden. »Sie lehnten es heftig ab, sich in einen Rollstuhl zu setzen, obwohl dies längst angemessen gewesen wäre«, erzählt ein Sohn. »Inzwischen war ihnen klar, dass sie einen elenden, körperlichen Niedergang erleben würden, sollte sie nicht ein schneller Tod hinwegraffen.«

Gemeinsam aus dem Leben scheiden?

Zeitlebens war Frau K. am Thema »Selbstbestimmter Tod« interessiert gewesen. Laut Aussagen eines Sohnes hatte sie sich bereits in den 1970er-Jahren damit beschäftigt. Sie hatte damals ein Buch zu diesem Thema gelesen, das danach jahrelang in der Öffentlichkeit kontrovers diskutiert wurde. Der Suizid des Publizisten und Holocaust-Überlebenden Jean Améry, dem Verfasser eines berühmten Essays über den Freitod, und eine Fachtagung zur »Sterbehilfe« hatten diese Diskussion in der damaligen Bundesrepublik ausgelöst.

Anfang 2015 teilte das Ehepaar K. den Söhnen mit, dass sie sich einen gemeinsamen und geplanten Tod in naher Zukunft wünschten. Herr K. hatte dem im Vorfeld zugestimmt, war aber eher zögerlich. Die Initiative dazu war von seiner Frau ausgegangen, der es zu diesem Zeitpunkt sehr schlecht ging: Sie war von großer Unruhe und von Ängsten geplagt; möglicherweise hatte sie sogar Panikattacken. Sie hatte das Leben nun satt. Die Söhne zeigten Verständnis für den Wunsch der Eltern, selbstbestimmt aus dem Leben zu scheiden.

Welche legalen Möglichkeiten es hierfür in Deutschland gibt, prüfte einer der Söhne in den Folgemonaten durch ausgiebige Recherchen. Das Ergebnis war: Keine der vorstellbaren Varianten hätte das Ehepaar K. selbst umsetzen können. Allein schon die enorme mentale Belastung hätte sie überfordert. Es war ihnen auch nicht mehr möglich, Medikamente – unter Umständen sogar in großen Mengen – zu sich zu nehmen. Die Schluckbeschwerden von Frau K. hätten dies nicht zugelassen und ihr Mann konnte wegen seiner Luftnot nur noch kleine Handhabungen ausführen. Man hätte ihnen bei der Einnahme von Präparaten helfen müssen – und dies wäre auf eine Tötung auf Verlangen hinausgelaufen, die in den deutschsprachigen Ländern ja strafbar ist. Der Plan, gemeinsam aus dem Leben zu scheiden, wurde daher aufgegeben. Einige Zeit später gestand Herr K., dass er das eigentlich ohnehin nicht gewollt hätte.

Umzug auf eine Pflegestation

Mittlerweile war Frau K. bei einem Neurologen in Behandlung, der ihr Medikamente gegen die Depressionen verschrieb, die oft bei Parkinson-Kranken auftreten.

Bald ging es ihr wieder besser und über das Sterben wurde einige Zeit kaum noch gesprochen. Doch dann erzählte sie eines Tages ihren Söhnen vom Schicksal eines anderen Ehepaares im Seniorenheim, mit dem sie gut befreundet gewesen waren. Bei diesem Paar sei der Mann plötzlich verstorben. Wenig später sei seine Frau schwer gestürzt und wegen mehrfacher Frakturen wäre sie daraufhin ans Bett gebunden gewesen. Da keine Aussicht auf Genesung bestand, habe die Frau dann keine Nahrung und Flüssigkeit mehr zu sich genommen und sei aus dem Leben geschieden. Frau K. sagte: »Das sehe ich als meine letzte Option.«

Inzwischen war das Ehepaar K. längst in einer Verfassung, die nach Meinung der Pflegefachleute, der Ärzt:innen und der Söhne den Umzug auf eine Pflegestation erforderte. Ein Sohn erzählt: »Das war eine furchtbare Vorstellung für beide, und sie haben es so lange wie möglich aufgeschoben. Doch dann sahen sie die Zeichen der Zeit und fügten sich ins Unvermeidliche.« Ende 2017 zogen sie in eine Schwestereinrichtung ihres Seniorenheimes, allerdings in einer anderen Stadt, um dort in der Nähe einer der Söhne zu sein. Sie belegten dort ein einziges Zimmer und konnten deshalb aus ihrem Appartement nur wenige Erinnerungsstücke und etwas Mobiliar mitnehmen. Herr K. verstarb vier Wochen nach dem Umzug; seine Frau und die Söhne konnten sich noch von ihm verabschieden.

Frau K. arrangierte sich damit, dass sie nun doch an den Rollstuhl gebunden war und nur noch über wenige motorische Fähigkeiten verfügte. Sie ließ sich aber nicht hängen. Täglich bestand sie auf gepflegte Kleidung – »nie hätte sie uns in Hausschuhen empfangen.« Sie ließ sich regelmäßig zum Friseur bringen und hatte Termine für Nagel- und Fußpflege. An vier Vormittagen absolvierte sie Therapien wie etwa Logopädie oder Physiotherapie. Auch an einigen Veranstaltungen im Seniorenheim konnte sie teilnehmen. Das Lesen, ihre lebenslange Leidenschaft, rettete sie über endlose Stunden. Sie besaß einen E-Book-Reader und ihre Söhne mussten ständig neue Bücher auf das Gerät laden. Besondere Freude machte ihr, dass einer ihrer Söhne oft über Wochen täglich bei ihr war, mittags und abends gemeinsam mit ihr aß und häufig Ausflüge mit ihr machte.

Schlimme Pflegesituation

Doch all dies konnte nicht darüber hinwegtäuschen, dass die Pflegesituation schlimm war. Vielfach musste Frau K. nach dem Klingeln sehr lange warten, bis Pflegekräfte reagierten. Den Gang zur Toilette musste sie vorplanen, weil zwischen dem ersten Klingeln und der Ankunft einer Pflegekraft gut 45 Minuten vergehen konnten. Häufig kam es vor, dass »wildfremde Männer«, die ihr nie vorgestellt worden waren, zu ihr ins Zimmer kamen, um sie auf die Toilette zu begleiten. Es gab für Frau K. viele entwürdigende Momente, die ihr Schamgefühl beträchtlich verletzten. Abhängig von der jeweiligen Pflegekraft konnte auch das Waschen am Morgen für sie zum Albtraum werden; oft wartete sie eine Weile frierend im Bad, bis sich wieder jemand um sie kümmerte. Die vereinbarte Ganzwaschung zweimal wöchentlich unter der Dusche wurde wegen Personalmangels meist nicht eingehalten. Viele Kurzzeitangestellte waren Leasingkräfte, die manchmal nur für einen

Tag oder eine Woche dort arbeiteten, was es ihr unmöglich machte, ein Vertrauensverhältnis zu den Pflegenden aufzubauen.

Zum Frühsommer 2018 hin nahmen die Schluckbeschwerden erheblich zu, was dazu führte, dass sie bald nur noch pürierte Kost zu sich nehmen konnte. Der Arzt wies Frau K. darauf hin, dass die Notwendigkeit künstlicher Ernährung absehbar sei. Jetzt war ihr klar: »Es ist Zeit abzutreten, das mache ich nicht mehr mit.« In der Patientenverfügung hatte sie früher schon eine künstliche Ernährung abgelehnt. Sie erinnerte sich an die Frau, die selbstbestimmt auf Nahrung und Flüssigkeit verzichtet hatte und dadurch aus dem Leben geschieden war. Frau K. und ihre Söhne lasen nun ein Standardwerk zum Thema Sterbefasten und nahmen diese Informationen positiv auf. Wenn die Vorbereitungen sorgfältig gemacht werden, schien ihnen dies ein erträglicher Weg zu sein. Auch in den Gesprächen mit den Therapeut:innen und anderen erfuhr Frau K. freundliche Unterstützung. Ein Arzt aus dem Bekanntenkreis, der sich schon ausgiebig mit dem Thema Sterbefasten beschäftigt und einige Patient:innen begleitet hatte, besuchte Frau K., um ihre Fragen zu beantworten, aber auch, um sich zu vergewissern, dass sie ihre Entscheidung bei klarem Verstand getroffen hatte. Dieser Besuch nahm ihr die letzten Ängste und Unsicherheiten und hinterließ eine große Zuversicht.

Gute Unterstützung

Mittlerweile hatte Frau K. sich mit ihren Söhnen auf ein Datum für den Beginn des Fastens geeinigt. Es sollte an einem Sonntagabend beginnen. Damit hatten die Enkel und eine Schwiegertochter die Gelegenheit, zu einem Abschiedsbesuch anzureisen. Dieser Besuch war ein fast heiteres Zusammensein. Da Frau K. von der gesamten Familie Unterstützung erfuhr, war es eher feierlich, aber es gab keine Tränen.

Dem jüngeren Sohn war bald klar, dass er seine Mutter auf ihrem letzten Weg unterstützen und begleiten wollte – was sie längst schon innerlich erhofft hatte. Der andere Sohn war distanzierter: Obwohl er das Vorhaben unterstützte, konnte er sich nicht vorstellen, den Sterbeprozess zu begleiten. Dennoch kam er in der letzten Woche jeden Abend zu Besuch. Der behandelnde Arzt sicherte Frau K. ebenfalls seine generelle Unterstützung zu, genauso wie die Leitung der Pflegestation, die im Beisein des jüngeren Sohnes am ersten Morgen des Sterbefastens von Frau K. auch die Pflegefachleutel informierte. Frau K. freute sich sehr, als sie erfuhr, wie positiv die Reaktionen waren: »Mehrere haben das Wort ergriffen, weil sie ihrer Bewunderung über diesen mutigen Schritt ausdrücken wollten. Meine Mutter hatte nun keine Bedenken mehr, dass ihr Vorhaben an äußeren Umständen scheitern könnte.«

Am Nachmittag konnte Frau K. noch ein letzter Wunsch erfüllt werden: Mit dem Auto ging es zu ihrem Lieblingspark, wo ihr Sohn sie noch einmal in die Natur führte und mit ihr im Rollstuhl einen langen Spaziergang machte. Abends erhielt sie ein Zäpfchen Diazepam zur Beruhigung. Die Pflegeprodukte für Mund, Augen und Haut, die Frau K. in den letzten Wochen bereits ausprobiert hatte, standen bereit. Anscheinend spürte sie dann aber kein großes Bedürfnis nach Mundpflege.

Zwar wurde einige Male pro Tag ein Mundspray angewendet, doch mehrfach, wenn der Sohn ihr den Mund mit Flüssigkeit befeuchten wollte, schob sie dessen Hand weg. Sie wusste, dass sogar geringe Mengen Flüssigkeit den Sterbeprozess verlängern können. Ihr Sohn verstand es so: »Sie hat bewusst den vielleicht schwereren, aber möglichst schnellen Weg gewählt.« Es stand übrigens immer ein Getränk für sie bereit, damit nicht der Anschein erweckt wurde, ihr werde Flüssigkeit vorenthalten.

Ein kurzer Verlauf

In der ersten Nacht schlief sie noch allein im Zimmer; für die nächsten Tage war eine Sitzwache organisiert worden. Am Morgen des zweiten Tages wurde Frau K. auf eigenen Wunsch im Bett gewaschen. Gegen Mittag war sie bereit, sich in ihren Sessel zu setzen, doch war sie so schwach und müde, dass sie nach einer Viertelstunde wieder ins Bett wollte. Auch die zweite Nacht verlief unruhig, obwohl ihr die Diazepam-Zäpfchen im Acht-Stunden-Rhythmus verabreicht wurden. Am Vormittag des dritten Tages bat sie ihren Sohn, der sie kaum noch verstehen konnte, um ein Medikament, mit dem sie durchgehend schlafen könne. Der Arzt kam auf einen letzten Besuch, sprach mit ihr und fragte sie, ob sie ihr Sterbefasten nicht vielleicht doch abbrechen wolle. Mit letzter Kraft verneinte sie dies nachdrücklich. Der Arzt verschrieb daraufhin Morphin, was bewirkte, dass sie in den folgenden Nächten durchgehend schlief.

»Bei der Körperpflege, beim Umlagern und anderen nötigen Pflegehandlungen konnten wir ab diesem Zeitpunkt nicht mehr feststellen, ob noch etwas aus der Realität in ihr Bewusstsein drang«, schrieb ihr Sohn. Genau sieben Tage und sieben Stunden nach der letzten Nahrungs- und Flüssigkeitsaufnahme verstarb Frau K. Beide Söhne sind der festen Überzeugung, dass der Ablauf genau im Sinne ihrer Mutter war und nicht besser hätte sein können.

Anmerkung

Auf Anraten hatte Frau K. noch eine spezielle Patientenverfügung (PV) erstellt, in der sie den gewünschten Umgang während des Sterbefastens beschrieben hatte (auf der Grundlage eines Vorschlages im Anhang des Buches »Ausweg am Lebensende«, Chabot & Walther 2021). Diese PV wurde dann gut sichtbar neben dem Bett der Patientin aufgehängt, so dass Ärzt:innen und Pflegende sie nicht ignorieren konnten. Der Pflegeleitung war diese PV wichtig, während sie für den betreuenden Arzt keine besondere Rolle spielte.

Zum einen wird durch eine solche Verfügung der Möglichkeit vorgebeugt, dass bei fehlender Ansprechbarkeit in einem fortgeschrittenen Verlauf des FVNF Nahrung und Flüssigkeit zugeführt werden, womit der Sterbeprozess verzögert würde. Ärzt:innen, die normalerweise die Pflicht haben, Leben zu retten, werden von dieser entbunden und orientieren sich am mutmaßlichen Willen der Person.

Frau K. hatte zudem für den Fall, dass sie in einem bewusstseinsgetrübten Zustand um ein Getränk bäte, die Möglichkeit angekreuzt, dass man diesen Wunsch ausschlagen solle. Sie fürchtete, dass sie sonst wahrscheinlich nach Wiedererlangung des Bewusstseins mit dem Sterbefasten von vorne beginnen müsste und sich dieses damit unnötig verlängern würde. Medizinethisch gibt es zu diesem Punkt bislang keine einheitliche Meinung.

Quelle

Christian Walther, der den beratenden Arzt schon seit längerem gut kennt, erfuhr von diesem den Fall. Der Arzt vermittelte daraufhin den Kontakt zu dem Sohn, der seine Mutter im Sterbefasten durchgehend betreut hatte. Er war freundlicherweise bereit, uns einen ausführlichen Bericht zu senden, auf dem diese Darstellung fußt.

Fall 11: Weiterleben schien unerträglich und völlig ohne Sinn

Spätfolgen einer Hirnoperation machten dem 70-jährigen Rentner Beat F. gesundheitlich schwer zu schaffen, so dass er in einem Pflegeheim betreut werden musste. Obwohl sein Zustand stabil blieb, hatte er keine Lebenslust mehr. Er entschloss sich zum Sterbefasten.

Seit seiner Jugendzeit hatte Beat F. in Laienformationen Trompete gespielt. Jeweils schon Wochen zuvor freute er sich auf den nächsten öffentlichen Auftritt. Am liebsten spielte er Jazz, oft aber auch geistliche Musik bei kirchlichen Anlässen. Er war ein humorvoller, witziger und vielseitig begabter Mann, von Beruf Physiotherapeut und kulturell sehr interessiert. Wegen seines offenen Charakters war er recht beliebt in einem seit Jahrzehnten bestehenden Freundeskreis. Die Musik war mehr als ein Hobby, es war eine Passion, ein Ausgleich zu seiner anstrengenden körperlichen Tätigkeit. Wenn er einmal pensioniert sein würde, so hoffte er, könnte er noch einige weitere Jahre musizieren und sein Hobby zum Lebensinhalt machen.

Es sollte anders kommen. Ein Jahr vor dem Eintritt ins Rentenalter hatte Beat F. öfters starke Kopfschmerzen. Als er es nicht mehr aushielt, schickte ihn sein Hausarzt zu einem Spezialisten zur genaueren Abklärung. Ein Hirntumor wurde diagnostiziert, der rasch operiert wurde. Die Operation verlief sehr gut. Die ersten drei Jahre danach war Beat F. voller Hoffnung trotz einiger körperlicher Einschränkungen wie gelegentlicher leichter Lähmungserscheinungen. Vernarbungen im Hirn lösten dann jedoch heftige Epilepsieanfälle aus, die in immer kürzeren Abständen auftraten. Sechs Jahre nach der OP musste Beat F. in ein Pflegeheim eingewiesen werden, obwohl er dies nie gewollt hatte. Die Langzeitprognose war relativ gut: Er hatte keine großen Schmerzen, seine körperlichen Einschränkungen hatten sich seit Monaten nicht mehr verschlechtert. Sein Hausarzt, der ihn seit Langem betreute, meinte: »Bei guter Pflege können Sie noch viele Jahre weiterleben. Sie müssen einfach das Beste aus Ihrer Situation machen.«

Unerträgliche Lebenssituation

Der gut gemeinte Rat des Mediziners klang für den früher sehr aktiven Mann eher zynisch. Für Beat F. war seine Lage keineswegs akzeptierbar. Weil er mittlerweile bettlägerig war und in schlimmer Weise körperlich verkrampft, mussten ihn die Pflegenden regelmäßig umbetten. Noch konnte er, wenn auch mühsam, selbständig essen und trinken. Doch bei Lieblingsbeschäftigungen wie Fernsehen, Lesen oder Musikhören, aber auch bei Recherchen am Computer wurde er nach sehr kurzer Zeit müde und bekam heftige Kopfschmerzen. Sein hoffnungsloser Zustand machte ihn, der früher zu allen Menschen so liebenswürdig war, oft missmutig und schroff. In erster Linie gegenüber den Pflegenden, aber auch gegenüber seiner Lebensgefährtin, die ihn fast täglich besuchte. Am meisten zu schaffen aber machte ihm, dass er nicht mehr musizieren konnte.

Für seine Angehörigen und die Pflegefachleute überraschend, kündigte Beat F. an, er wolle mit Sterbefasten beginnen. »Meine Lebenssituation ist für mich absolut unerträglich. Mir fehlt alles, was mir früher Freude gemacht hat und mir noch immer viel bedeutet.« Beat haderte mit seiner Situation und betonte, dass er sich seinem Umfeld nicht mehr länger zumuten möchte. »Das Weiterleben ist für mich völlig ohne Sinn.« Diese Argumentation wiederholte er während Wochen gegenüber den Angehörigen, den Pflegenden und seinem Hausarzt – bis er dann mit Sterbefasten begann.

Zuvor hatte sich Beat F. mit Internetrecherchen über diese Form des Sterbens informiert. Er wählte das Sterbefasten, weil es, wie es auf einer Website hieß, eine Form des Sterbens sei, bei der man langsam Abschied nehmen könne. »Ein Freitod mit Hilfe einer Sterbeorganisation käme zwar in meinem Fall wegen meiner lang andauernden Behinderung sicher in Frage«, sagte er, »aber dies entspricht meinen Überzeugungen überhaupt nicht. Ich möchte in aller Ruhe, ohne Zeitdruck von meinen Lieben Abschied nehmen.«

Die Pflegenden akzeptierten den Sterbewunsch

Obwohl die Grundhaltung des Heimes auf christlichen Werten beruhte, konnten die Leitung und das Personal den Sterbewunsch des schwer beeinträchtigten Mannes verstehen und akzeptieren. Die Pflegefachleute sorgten sich freundlich und verständnisvoll um den Patienten. Und obwohl er früher gerne gekocht hatte und bekannt dafür war, dass er seine Gäste mit außergewöhnlichen Gerichten verwöhnt hatte, konnte Beat nach Beginn des Sterbefastens relativ gut aufs Essen verzichten und hatte kaum Hunger. Nun kehrte sogar seine frühere Liebenswürdigkeit zurück; die schroffen Ausfälle gegenüber den Angehörigen und den Pflegenden verschwanden völlig.

Zu schaffen machte ihm hingegen trotz guter Mundpflege das Durstgefühl. Wenn ihn seine Lebensgefährtin oder seine Freund:innen besuchten, konnte er sich nicht zurückhalten und trank fast täglich mindestens ein Glas Aigle Les Murailles, ein trockener Weißwein vom Genfersee. Deshalb hatte er sich eigens eine Flasche seines Lieblingsweins in den Kühlschrank stellen lassen. Diese zusätzlichen Flüssigkeitszugaben verlängerten möglicherweise die Dauer des Sterbefastens, aber es ist schwer einzuschätzen, wieviel schneller es bei einem vollständigen Flüssigkeitsverzicht gedauert hätte. Beat F. war bis zuletzt von der Richtigkeit seines Entschlusses überzeugt. Weder hatte er Mühe mit Unannehmlichkeiten – das Durstgefühl ausgenommen –, noch beklagte er sich über die lange Dauer des Sterbefastens.

Die Entscheidung entsprach seiner Persönlichkeit

Der Hausarzt besuchte Beat K. regelmäßig. Er war zwar ein sehr erfahrener Arzt, hatte sich aber mit der wiederholten Absichtserklärung des Patienten, sterben zu wollen, eher schwergetan. Für ihn war aus verschiedenen, wohl vor allem weltanschaulichen Gründen das Sterbefasten eine Form des Suizids. Trotz seiner moralischen Bedenken war er jedoch bereit, seiner ärztlichen Pflicht nachzukommen. An den letzten beiden Tagen war der Sterbende unruhig, so dass eine leichte Sedierung nötig war. Nach 18 Tagen konnte Beat F. spät abends für immer einschlafen.

»Der Zeitpunkt des Entschlusses, das Leben zu beenden, war für uns viel zu früh. Sicher, Beat war in einer schwierigen Lebenssituation, aber wir hätten gerne noch einige Zeit mit ihm verbracht«, stellen seine engsten Angehörigen und Freund:innen im Rückblick fest. Andererseits aber können sie sein Vorgehen sehr gut nachempfinden und sind dankbar für die intensive, gut erträgliche Zeit des Abschiednehmens. »Und so schwer es uns fällt: Seine Entscheidung, mit Sterbefasten das Leben zu beenden, entsprach seinem Wesen und seiner zupackenden Persönlichkeit.«

Anmerkungen

Die Frage, ob Sterbefasten eine Form des Suizids ist, wird immer wieder gestellt, und eine jedermann überzeugende Antwort ist nicht abzusehen. Sterbefasten ist eine naturgegebene Form der Selbsttötung, des Lebensverzichts. Die Sterbewilligen unterlassen nur die lebensnotwendigen Handlungen – eben das lebensnotwendige Essen und Trinken; auf dem Totenschein vermerken Ärzt:innen deshalb oft die Diagnose »Akutes Nierenversagen« als Todesursache. Demnach wird Sterbefasten nicht als ein unnatürlicher Tod oder sogar Suizid angesehen.

Bisher kann man noch nicht rechtsverbindlich behaupten, »Sterbefasten ist kein Suizid«, denn der Entschluss zum Sterbefasten geschieht ja in der erklärten Absicht, das Leben vorzeitig zu beenden. Wenn eine urteilsfähige Person sich zum FVNF entschließt, also konsequent nicht mehr isst und trinkt mit dem Ziel zu sterben, sehen einige Palliativfachleute und deutsche Juristen (so etwa der Münchner Medizinalethiker Ralf Jox) die Bedingungen für einen Suizid erfüllt. Weil für den Sterbewilligen dafür keine aktive Handlung nötig ist und dieser Beschluss auch nach Beginn des Sterbefastens umkehrbar ist, sprechen manche von einem »passiven Suizid« oder von einem »natürlichen Suizid«. Andere Fachleute und Theoretiker setzen die Vorgänge beim Sterbefasten hingegen eher dem natürlichen

Sterben gleich, da keine Einwirkung von außen festzustellen ist (Martin Schuppli, Website www.deinadieu.ch). In der Schweiz wird diese Sichtweise bevorzugt und die Diskussion weniger intensiv als in Deutschland geführt

Es wird generell differenziert betrachtet, ob Professionelle einen Patienten beim FVNF pflegerisch und medizinisch begleiten oder einem Sterbewilligen beispielsweise ein tödliches Medikament besorgen. Ob sich jemand im Falle eines FVNF mit der suizidalen Entscheidung moralisch schwertut, hängt primär von ethischen Grundwerten ab. Relevant ist zudem immer die Situation, aus der heraus der Sterbewunsch entstanden ist: So gibt es sicher wenig Bedenken bei einem dem Tode schon nahestehenden Patienten, jedoch größere, wenn der Sterbewillige noch viele Monate oder gar Jahre leben könnte.

Quellen

palliacura. Mündlicher Bericht eines Freundes.
Diese Fallbeschreibung wurde in deutscher Sprache erstmals in anderer Form auf der Website www.sterbefasten.org veröffentlicht.

Fall 12: Eine 94-jährige Frau ließ sich beim Sterben filmen – als Beispiel für andere

Weil sie nicht zum Pflegefall werden wollte, entschloss sich die 94-jährige Rosemary Bowen, durch Sterbefasten ihr Leben zu beenden. Sie bat ihre Tochter Mary Beth, ihren FVNF jeden Tag mit der Videokamera zu dokumentieren – als ein Beispiel für andere Menschen hohen Alters. Der kurze Videofilm löste in den USA eine heftige Debatte aus.

Mit über 90 Jahren war Rosemary Bowen erstaunlich fit. Jeden Tag schwamm sie im Pool und sie ging gerne mit andern wandern. Als spezialisierte Leselehrerin hatte sie früher an der Nathan Hale School in Mt. Vernon im US-Bundesstaat New York vielen Kindern mit Leseschwächen geholfen. »Rosemary könnte einen Stein zum Lesen bringen«, waren ihre ehemaligen Kolleg:innen überzeugt. Auch im Rentenalter interessierten sie Bücher und Literatur; sie engagierte sich in einem Buchclub und besuchte regelmäßig literarische Veranstaltungen in einem Poetry Cafe.

Der Tod ihres Mannes 1994 hatte an ihrer optimistischen Haltung gegenüber dem Leben nichts ändern können. Ihren Haushalt in Friendship Heights, einer Stadt im US-Bundesstaat Maryland, besorgte sie selbst; sie putzte, kochte und freute sich über die guten Kontakte zu Nachbarn und Freunden. An Festtagen erhielt sie regelmäßig Besuch von ihrer großen Familie – den beiden Töchtern und dem Sohn, den sechs Enkeln und drei Urenkelkindern.

Keine Hilfe brauchen

Rosemary Bowen war jedoch andererseits stolz auf ihre Unabhängigkeit. Als Fünfjährige hatte sie 1929 erleben müssen, wie ihr Vater in der großen wirtschaftlichen Depression seinen Job verloren hatte. Die Familie musste auf die Farm der Großmutter umziehen und war fortan abhängig von deren Goodwill. Diese Jugenderlebnisse waren anscheinend prägend für Rosemary. Sie war entschlossen, wenn es ihr jemals schlecht gehen sollte, lieber in ein Hotelzimmer zu ziehen als auf die Hilfe der Familie angewiesen zu sein. Einer ihrer Lieblingssprüche war denn auch »People should row their own boats« – die Leute sollten ihr eigenes Boot rudern, ihr Leben selbst in die Hand nehmen.

Bereits 1979, noch voll im Berufsleben stehend, schrieb Bowen einen Text über ihre Abneigung gegenüber der Vorstellung, einmal im Alter in einem Heim leben zu müssen. Bei älteren Freunden hatte sie mit ansehen müssen, wie deren Kräfte langsam abnahmen und sie immer stärker auf die Hilfe anderer angewiesen waren. Dies war für sie eine schlimme Zukunftsaussicht. »Alte Eskimos gehen einfach weg und sterben«, sagte sie und hielt dies für eine gute Art, das Leben zu beenden.

Als ein Freund der Familie sein Leben mit Sterbefasten beendete, war Rosemary Bowen überzeugt davon, dass dies im Alter auch für sie der richtige Weg sein könnte. Ihre Tochter Mary Beth erinnert sich daran, dass die Mutter bei jedem Familienfest davon gesprochen und immer wieder gesagt habe: »Wenn ich im Leben an jenen Punkt komme, an dem ich mich nicht mehr selbst versorgen kann, werde ich meinen Tod durch Fasten beschleunigen.«

Lieber früher sterben

Im Herbst 2018 änderte sich das routinierte Alltagsleben von Rosemary Bowen abrupt. Bei der Arbeit im Haushalt stürzte die 94-Jährige. Die Frakturen an der Wirbelsäule – eine häufige Verletzung bei Osteoporose – bereiteten ihr starke Schmerzen. Die Prognose des behandelnden Arztes war aber positiv: Bei gutem Verlauf könnte die Fraktur in etwa drei Monaten heilen und höchstwahrscheinlich gäbe es keine Spätfolgen. Für zwei Wochen lebte Rosemary Bowen in einer Reha-Klinik und zog nachher auf Anraten ihrer Angehörigen in eine Einrichtung für betreutes Wohnen. Dort hielt sie es allerdings nur zwei Tage aus. Es ärgerte sie, dass sie auf intensive Hilfe bei der Körperpflege und anderen alltäglichen Verrichtungen angewiesen war. Sie teilte ihrer Familie mit, dass sie nun sterben wolle. An und für sich würde sie es vorziehen, eine Pille zu nehmen, um ihr Leben sofort beenden zu können. Weil aber in Maryland Beihilfe zum Suizid nicht erlaubt sei, werde sie nun mit Sterbefasten beginnen

Die Familie war von diesem Entschluss zwar nicht überrascht, fand aber den Zeitpunkt viel zu früh. Mary Beth fragte sie: »Möchtest du nicht deine Urgroßenkel aufwachsen sehen?« Eine ihrer Schwestern fühlte sich sehr betroffen, weil ihre Tochter in ein paar Wochen den Schulabschluss feiern würde und dann die Großmutter nicht dabei wäre. Doch Rosemary Bowen zeigte sich unnachgiebig:»Es tut mir leid, aber ich muss das tun, was für mich richtig ist!« Sie bat Mary Beth, sie während des Sterbefastens jeden Tag zu filmen und diesen Dokumentar-Kurzfilm später zu veröffentlichen als ein Exempel für andere alte Menschen.

Überaus guter Verlauf

Rosemary Bowen entschloss sich, ihre letzten Tage in einer Hospizeinrichtung zu verbringen, damit sie nötigenfalls palliative Pflege und starke Schmerzmittel bekäme. Weil sie jedoch an keiner tödlichen Krankheit litt, war es nicht leicht, eine Institution zu finden, die bereit war, sie für ein Sterbefasten aufzunehmen. Ein führendes Mitglied der religiös fundierten Iona Community konnte ihr schließlich doch einen Platz im Hospiz der Jewish Social Service Agency im Bezirk Montgomery County vermitteln. In den ersten Tagen sagte Rosemary Bowen allen Familienangehörigen und engen Freunden Goodbye und aß nur noch halbe Portionen, um sich auf das Sterbefasten vorzubereiten. Am 5. Dezember 2018 nahm sie als letzte Mahlzeit ein Stück Krabbenkuchen zu sich und Mary Beth filmte sie erstmals mit ihrer Videokamera.

In der ersten Szene des Videofilms sagt Rosemary Bowen lächelnd in die Kamera: »Ich verlasse das Leben mit großer Freude. Ich kann fast nicht sagen, wie zufrieden ich bin, und ich empfehle euch sehr, auch diesen Weg zu gehen. Behaltet die Kontrolle! Lasst nicht andere Menschen über euch entscheiden und lasst sie nicht mit euch viele Maßnahmen machen, die eurer Gesundheit überhaupt nicht zugutekommen. Einfach weitermachen und gehen!« Und am 3. Tag beschreibt sie mit starker Stimme ihre Gefühle: »Okay. Gut. Glücklich. Erleichtert.«

Zwei kleine Krisen

Am 4. Tag allerdings hadert Rosemary Bowen mit dem Verlauf ihres Sterbefastens. Mit ihrer Gehhilfe hat sie soeben einen kleinen Spaziergang in der Halle des Heimes gemacht und fühlt sich eigentlich sehr gut – erstaunlich! Wie viele andere Menschen hatte sie anfangs gedacht, dass sie dank des Verzichts auf Nahrung und weitgehend auch auf Flüssigkeit sehr schnell sterben würde. Ihre Tochter macht sie darauf aufmerksam, dass sie halt doch hie und da einen kleinen Schluck Wasser getrunken hat, beispielsweise mit der Medikamentenpille, die sie jeden Morgen noch einnahm. Rosemary hört daraufhin sofort mit Trinken auf und benetzt fortan ihren Mund mit einem feuchten Schwämmchen.

Am 5. Tag fühlt sich Rosemary Bowen schwächer, aber immer noch zufrieden. Tags darauf entspinnt sich ein kleiner Dialog mit ihrer filmenden Tochter. Mary Beth fragt die Mutter, ob sie ihren Entschluss nicht doch bereue. »Absolut nicht!« erwidert Rosemary. »Aber du weißt doch«, sagt Mary Beth, »dass ich es lieber hätte, wenn du noch ein, zwei Jahre länger leben würdest?« – »O Gott«, meint die Mutter und verzieht ihr Gesicht zu einer Grimasse.

Hoffnung, ein Vorbild zu sein

Ihre Hoffnung, als Vorbild für andere alte Leute zu dienen, erfüllt sich für Rosemary Bowen schon während des Sterbefastens. Eine 95-jährige Nachbarin besucht sie und sagt später, dass Rosemarys Weg, das Leben zu verlassen, gewissermaßen ein Leitfaden für ihre eigene Zukunft sein werde. Rosemary Bowen sagt einmal vor laufender Kamera, sie fühle sich privilegiert, ihr Leben auf diese Weise zu beenden: »Ich denke an alle die Leute, die ihre Hände ringen und sagen: Wenn Gott mich nur zu sich nähme! Dabei wäre alles, was sie zu tun hätten, um Gott ein wenig dabei zu helfen, auf Essen und Trinken zu verzichten.« Mary Beth stellt diese grundsätzliche Aussage ihrer Mutter an den Schluss des Videofilms.

Am 7. Tag des Sterbefastens, am 13. Dezember 2018, ist Rosemary Bowen zuerst noch kurz bei Bewusstsein, fällt dann aber in einen tiefen Schlaf, aus dem sie nicht mehr erwacht.

Mary Beth zeigte ihren 16-Minuten-Dokumentarfilm »Leaving life on my own terms« erstmals fast ein Jahr später in Tenleytown als Abschluss einer End-of Life-Ausstellung. Die Reaktionen des Publikums waren sehr gemischt. In den Medien entspann sich in der Folge eine heftige Debatte (mehr dazu in den folgenden Anmerkungen). Mary Beth, die bei dieser Uraufführung die Tränen zurückhalten konnte und erst nachher unten in der Garage weinte, sagte anschließend, sie habe noch einmal gesehen, wie zufrieden ihre Mutter mit ihrer Entscheidung gewesen sei: »Ich bin froh, dass ich ihr in den letzten Tagen habe helfen können. Wir haben dies zusammen durchgestanden. Wir standen immer in einer sehr engen Beziehung, aber diese wurde noch enger. Wir waren uns nie so nah wie in dieser letzten Woche.«

Anmerkungen

»Gesunden« Hochbetagten, die zum Zweck eines Sterbefastens in eine palliative Institution oder eine Senioreneinrichtung aufgenommen werden möchten, wird dieser Wunsch meistens nicht erfüllt. In den Heimen und Hospizen der Schweiz werden beispielsweise Menschen beim FVNF nur begleitet, wenn sie bereits Gäste der Institution und schwer krank sind. Menschen ohne tödliche Krankheit, die mit FVNF ihr Leben abschließen möchten, bleibt allenfalls die Möglichkeit, zu Hause mit Sterbefasten zu beginnen. Sollte es dann zu Komplikationen kommen und aus medizinischen Gründen eine Einweisung in ein Hospiz, Heim oder Krankenhaus nötig sein, so geschieht dies in der Regel ohne Probleme. Die Sterbewilligen können dann ihr Sterbefasten unter palliativer Pflege weiterführen.

Bereits bei der Premiere des Films über die acht letzten Tage der Rosemary Bowen gab es verschiedene Reaktionen. Der Kurzfilm gäbe einen falschen Eindruck, das Sterbefasten werde als ein leichter und kurzer Weg dargestellt, dabei könne er auch lang und beschwerlich sein, meinte beispielsweise eine ehemalige Pflegefachfrau, bei deren Mutter der FVNF 21 Tage gedauert hatte. In der »Washington Post« erschien Anfang November 2019 ein langer Artikel mit sehr viel Verständnis für die Situation von Mutter und Tochter Bowen. Auch eine kanadische Pflegeexpertin setzte sich in einem längeren Text vertieft und zugleich verständnisvoll mit dem Inhalt des Films auseinander. Auf Webseiten wurden daraufhin Ausschnitte des Kurzfilms gezeigt, die Ankündigungen waren sehr neutral gehalten, reißerische Titel fehlten.

Am gleichen Tag, an dem die »Washington Post« ihren Hintergrundartikel veröffentlichte, erschien in der »National Review« eine scharfe Polemik als vorweggenommene Reaktion auf den »Post«-Artikel. Dieser Text wurde von etlichen Publikationen nachgedruckt. Der konservative US-Anwalt und bekannte Buchautor Wesley J. Smith nannte den »Post«-Artikel ein »unverantwortliches Puffstück«, das Sterben von Rosemary Bowen einen »Suizid durch Verhungern« und der Kurzfilm sei eine glorifizierende »Pro-Suizid-Propaganda«, welche die Medienrichtlinien der Weltgesundheitsorganisation verletze. FVNF sei ein erster Schritt zu einer Legalisierung der Euthanasie. Am schlimmsten sei es, dass einige von Rosemarys Freund:innen nun ebenfalls daran dächten, sich auf diese Weise selbst zu töten. Schlimm sei aber auch, dass ein Hospiz der 94-Jährigen beim FVNF geholfen habe, statt Suizid-Prävention zu betreiben. Das alles sei »Just. Absolute. Sickening.«

Die harten Auseinandersetzungen in den USA, aber auch ähnliche Diskussionen in Deutschland werfen grundsätzliche Fragen auf: Gibt es ein Grundrecht auf Suizid? Ist der FVNF ein Suizid? Wie stellen sich Angehörige und Pflegende zu einem solchen Entschluss? Zweifellos entspricht die Entscheidung eines urteilsfähigen Menschen, sein Leben durch FVNF zu verkürzen und zu beenden, dem Entschluss zum Suizid. Aber ist der Sterbeprozess bei FVNF einem Suizid gleichzusetzen? Überlegungen zu diesen und anderen aktuellen Fragen finden sich in den Beiträgen im Anschluss an die Fallbeispiele.

Quellen

»Obituary«. New York Times, 16. Dezember 2018

Tara Bahrampour »At 94, she was ready to die by fasting. Her daughter filmed it«, The Washington Post, 4. November 2019

James R. Hood »D. C., woman chooses death by fasting rather than extended disability«, www.obitcenter.com, November, 2019

Anonym »Sterbefasten: Mit 94 beschließt sie, nicht mehr zu essen – um zu sterben«, www.brigitte.de, 5. November 2019

Crystal Phyllis Mcleod »At 94, she was ready to die by fasting. Her daughter filmed it«, www.healthy-holistic-living.com, 11. November 2019

Wesley J. Smith »Helping Mother starve to death a Sacrament«, National Revue, 4. November 2019

Fall 13: Gelähmt und ohne Sprache – FVNF als letzte Möglichkeit?

Nach einem Schlaganfall konnte der 51-jährige Engländer Tony Nicklinson nicht mehr sprechen und war unterhalb des Kopfes gelähmt. Mit juristischen Mitteln kämpfte er daraufhin für eine ärztliche Sterbehilfe. Nach jahrelangem, erfolglosem Ringen mit der englischen Justiz entschloss er sich, durch Freiwilligen Verzicht auf Nahrung und Flüssigkeit aus dem Leben zu scheiden.

In seiner Freizeit hatte Tony Nicklinson regelmäßig Rugby gespielt; er liebte dieses englische Mannschafts-Ballspiel mit viel Körpereinsatz wie auch das Fallschirmspringen. Solche Hobbies waren dem scharfsinnigen, kräftigen und emotional stabilen Bauingenieur Ausgleich zu seinem Beruf, den er mit viel Freude und Erfolg ausübte. Er war als Geschäftsmann weltweit tätig. 1984 lernte der damals 30-Jährige in Dubai seine Frau Jane kennen, die als Krankenschwester arbeitete. Als Teenager bewunderten die beiden Töchter, Lauren und Beth, ihren Vater, auch wenn sie manchmal unter seinem zuweilen derben Humor litten. »Er liebte es, dumme Witze zu machen, besonders solche, die uns vor eventuellen Boyfriends in Verlegenheit brachten«, erzählt Lauren, »aber dies war eben sein ganz besonderer Humor.«

Aus beruflichen Gründen lebte die junge Familie über 20 Jahre in Malaysia, Hongkong und dann wieder in Dubai. Die Ferien verbrachten sie aber vorwiegend in Europa, oft an der Côte d'Azur in Frankreich. Im Juni 2005 befand sich Tony Nicklinson auf einer Geschäftsreise in Griechenland, als er plötzlich einen Schlaganfall erlitt. »Wenn ich gewusst hätte, was dies für mich bedeutete, hätte ich niemals eine Ambulanz gerufen. Ich hätte der Natur ihren Lauf gelassen«, schrieb er im Rückblick. Wirklich schlagartig hatte sich sein Leben grundlegend verändert, von einem Augenblick zum andern war er zum schweren Pflegefall geworden. Unterhalb des Kopfes war er vollständig gelähmt. Er litt unter einem nicht vollständig ausgeprägten Locked-in-Syndrom – er war bei vollem Bewusstsein, aber durch die Lähmung völlig unfähig, sich sprachlich auszudrücken. Zwar konnte er noch kleine Mengen Nahrung aufnehmen – wohl vor allem leckere Dinge –, wenn man sie ihm mit dem Löffel reichte, aber er musste zusätzlich zweimal täglich über eine Magensonde ernährt werden.

Alle Hoffnungen begraben

Weil ein Rettungsteam Nicklinson rasch in ein Krankenhaus in Athen überführt hatte, konnten die Ärzt:innen sein Leben retten. Es war zuerst schwierig zu beurteilen, welche Spätfolgen der Schlaganfall haben würde. Tony Nicklinson war, wie er später erklärte, voller Hoffnungen, dass sich sein miserabler Zustand bessern könnte und er vielleicht sogar wieder gesund werden würde. Diese Hoffnungen schwanden jedoch bald. Er wurde nach England überführt und lebte dort – nach mehr als zwei Jahren Krankenhausaufenthalt – mit seiner Familie in seiner Geburtsstadt Melksham in der Grafschaft Wiltshire. Dort war eigens für ihn ein

Bungalow umgebaut worden. Er hoffte, sich mit der Zeit an seine drastisch behinderte Existenz gewöhnen zu können. Doch dies war nicht der Fall; und je länger sein Zustand andauerte, umso schlimmer wurde alles.

Noch in Griechenland hatte die ältere Tochter Lauren entdeckt, dass ihr Vater mit den Augenlidern blinkte, wenn ihn die Pflegerinnen ansprachen. »Ich schlug ihm vor, mit den Augen zu blinzeln – einmal für ja, zweimal für nein«, erzählte Lauren einer Online-Journalistin. Nicklinson lernte mit der Unterstützung einer Hilfsperson, mit ABC-Tablets und später mit Hilfe eines Computers, den er mit den Augen steuern konnte, kleinere und gelegentlich auch etwas längere Texte zu verfassen. »Der erste ganze Satz, den er schreiben konnte, war: ›Ich möchte ein Bier!‹«, sagte Jane in einem Interview, und Lauren schmunzelte: »Typisch für meinen Vater!«

Nicklinson konnte nun tagtäglich, wenn auch mühsam, Antworten auf die Fragen seiner Familie geben und seine Befindlichkeit beschreiben: »Ich habe keine Privatsphäre mehr, mir ist keine Würde geblieben. Ich werde gewaschen, angezogen und wieder ins Bett gelegt von Helfern, die nach all dem dennoch Fremde für mich sind. Du musst dir vorstellen, dass du deinen Darm zu leeren versuchst, während du in einer Schlinge über einer Kommode hängst – dann sieh mal, wie du damit klar kommst!« (Zitat aus dem Statement für den Gerichtshof). Das beklemmende Erleben seiner Hilflosigkeit machte ihm zu schaffen; ebenso seine Furcht, dass dies viele Jahre dauern werde und im höheren Alter alles noch schlimmer sein dürfte: »Ich möchte nicht die nächsten 20 Jahre so verbringen wie jetzt.« Und vor allem konnte Tony Nicklinson seinen wichtigsten Wunsch formulieren: Er wollte sterben.

Klage bei Gericht eingereicht

Sechs Monate nach seinem Schlaganfall hatte Nicklinson erstmals seine Angehörigen gebeten, sterben zu können. Vor einem der regelmäßigen Treffen mit dem für ihn verantwortlichen Krankenhausteam hatte er den Satz geblinkt: »Ich möchte, dass Sie mir helfen, zu sterben.« Seine Frau war von seinem Wunsch nicht überrascht und teilte ihn den Ärzt:innen mit. Deren Antwort war, es sei wichtig, dass Nicklinson mehr Zeit erhalte, um mit seiner Situation und seinen Gefühlen klarzukommen. Die Familie sprach sich aus und Tony war einverstanden, noch zwei Jahre Geduld zu haben und erst dann weiter zu entscheiden. Jane: »Er versuchte es wirklich. Nach diesem Gespräch erwähnte er seinen Sterbewunsch lange nicht mehr.« Nachdem er im Dezember 2007 das Krankenhaus endlich hatte verlassen können, hielt er aber in einem Schreiben in einer Verfügung fest, was er schon vor seinem Schlaganfall in einer Patientenverfügung formuliert hatte: In schwierigen medizinischen Situationen möchte er nicht wiederbelebt werden und keine Medikamente erhalten, die das Leben verlängern. »Das Schlimmste für Tony war, dass er nicht sprechen konnte. Er sagte mehrmals, wenn er sprechen könnte, würde er die Dinge anders sehen«, sagte Jane später in einem Interview auf dem englischen Internetportal »Mailonline«.

2010 entschloss sich Tony Nicklinson zu handeln. Es habe in seiner Sicht nur zwei legale Sterbemöglichkeiten gegeben, erzählte seine Frau später. Einerseits hätte er in die Schweiz reisen können, um bei Dignitas zu sterben. Diese bekannte Zürcher Sterbehilfeorganisation hilft auch sterbewilligen Menschen, die nicht in der Schweiz wohnhaft sind. Doch konnte sich Tony nicht vorstellen, in der Mitte der Schweiz in einem anonymen Industriegebiet sterben zu müssen. Andererseits hätte er mit einem »Sterbefasten« beginnen können, doch der freiwillige Verzicht auf Nahrung und Flüssigkeit schien ihm damals noch unglaublich belastend und vor allem auch schrecklich für seine Familie, besonders seine Frau, die dabei hätte zusehen müssen. Diese hatte übrigens ihre Arbeit aufgegeben, um ihren Mann pflegen zu können. Tony entschied sich für einen dritten Weg: Er reichte eine Gerichtsklage ein, in der Hoffnung, letztlich das englische Gesetz von 1961 ändern zu können. Suizid ist in England und Wales grundsätzlich nicht strafbar, die Beihilfe dazu ist hingegen verboten und es droht eine Gefängnisstrafe von bis zu 14 Jahren. Tony Nicklinson wollte vor Gericht das Recht erstreiten, dass ihm ein Arzt und seine Angehörigen beim Suizid helfen dürften, ohne dafür bestraft zu werden.

Im Kampf gegen das Gesetz

Mühsam erarbeitete Tony Nicklinson zuhanden des High Courts in London ein rund 600 Wörter umfassendes Statement, in dem er seine Situation festhielt und begründete, warum er Suizid begehen wolle und sich dabei helfen lassen müsse. »Ich bin nicht depressiv und brauche deshalb auch keine Beratung. Ich hatte über sechs Jahre Zeit über meine Zukunft nachzudenken, und es sieht nicht gut aus. [...] Wenn ich Glück habe, bekomme ich eine tödliche Krankheit wie etwa Krebs, so dass ich jede Behandlung ablehnen kann und nein sagen kann zu all jenen, die mich gegen meinen Willen am Leben erhalten möchten. [...] Ich verlange, dass mein Recht zu wählen, wann und wie ich sterben möchte, respektiert wird.« Der zuständige Richter stellte gleich zu Beginn fest, die Umstände, in denen sich Tony Nicklinson und seine Familie befänden, erweckten bei ihm »tiefste Sympathie« und der Fall sei »von großer sozialer, ethischer und religiöser Bedeutung«. Eine fünftägige Gerichtsverhandlung wurde angesetzt.

Verschiedene Gruppierungen durften dem Gericht schriftliche Stellungnahmen vorlegen. So etwa »Care not Killing«, eine Organisation, die sich für Palliative Care einsetzt und Euthanasie und assistierten Suizid strikt ablehnt. Aber auch die Vereinigung »Dignity in Dying«, die ein Gesetz anstrebt, das wenigstens den assistierten Suizid bei todkranken Menschen erlauben sollte, konnte sich mit Nicklinsons Vorgehen nicht einverstanden erklären – er sei nur inaktiv behindert, aber nicht tödlich krank. In der Folge wandten sich – wie oft in kontroversen Diskussionen – Menschen direkt an die Familie Nicklinson, verlangten ohne Kenntnis der Umstände eine verbesserte Palliativpflege oder dass Tony mal das Haus verlassen dürfe. »Dies alles haben wir gemacht«, sagte Jane, die ihn in einem speziell angefertigten Rollstuhl sogar in einen Pub gebracht hatte, »aber er hasste es auszugehen, es machte ihm kein Vergnügen, es erinnerte ihn nur daran, was er alles verloren hatte.«

Entscheidung für FVNF

Eingebunden in die Gerichtsverhandlungen war außerdem ein zweiter Fall eines Locked-in-Patienten, der aber anders als Nicklinson anonym bleiben und keine Interviews geben wollte und auch nicht wie Tony in einer TV-Dokumentation alle Lebensumstände und seine Anliegen öffentlich machte. Das Urteil des High Court am 14. August 2012 ließ Tony Nicklinson zusammenbrechen. Er hatte den Prozess verloren, sein Kampf um ärztliche Hilfe bei einem Suizid war vergebens gewesen. Im Urteil wies der Richter darauf hin, dass es eine Gesetzesänderung geben müsste, damit Nicklinson auf seine gewünschte Weise versterben könne. Weil ein Gesetz in England die Euthanasie regle, sei es wohl eine Angelegenheit für das Parlament und nicht die eines Gerichts. »Eine Entscheidung, diese Forderung zu erlauben, würde Folgen haben, die weit über diesen Fall hinausgehen.« Fotos zeigen Tony Nicklinson weinend, und er teilte mit, er fühle sich »lebendig in einem Alptraum gefangen. [...] Ich bin traurig, dass mich das Gesetz zu einem Leben in wachsender Unwürde und im Leiden verurteilen will.«

Es hätte nach diesem Gerichtsentscheid noch die Möglichkeit zu einem Rekurs vor dem Supreme Court gegeben, doch hatte schon das Verfahren vor dem High Court mehr als 18 Monate gedauert. Diesen Kampf wollte Nicklinson nicht mehr weiterführen. Obwohl er sich früher gegen das Sterbefasten ausgesprochen hatte, beschloss Tony Nicklinson jetzt, auf die künstliche Nahrungszufuhr durch die Magensonde zu verzichten. Seine Tochter Lauren erklärte, die Alternative für ihren Vater sei es nun, nicht mehr zu essen und zu trinken. »Aber warum muss er sich verhungern lassen, wenn er doch in einem sicheren Zuhause auf andere Weise sterben könnte, umgeben von Menschen, die ihn lieben?«

Ein rascher, willkommener Tod

Das Sterben des Tony Nicklinson dauerte allerdings nur sechs Tage. Am vierten Tag rief Jane den Arzt, weil ihr Mann mühsam atmete. Der Arzt stellte eine Lungenentzündung fest, eine Seite der Lunge war nicht mehr zu hören. Gemäß seiner Patientenverfügung lehnte Tony es ab, nun noch Antibiotika einzunehmen. Tags darauf fiel er ins Koma. Seine Familie – außer der jüngsten Tochter, die nicht dabei sein wollte – nahm Abschied von ihm. Am Mittwochmorgen, 20. August 2012, starb er. Am Nachmittag twitterte Lauren die angeblich letzten Worte ihres Vaters, bevor er ins Koma fiel: »Auf Wiedersehen Welt, die Zeit ist gekommen, ich hatte Spaß!«

Anmerkungen

Wegen der Lungenentzündung kann man nicht beurteilen, ob das »Sterbefasten« die Todesursache war. Man könnte übrigens einwenden, dass dieser Patient ja gar nicht mehr in der Lage war, selbständig zu essen und zu trinken, denn er wurde teils über die Magensonde, teils durch Zureichen von Speisen und Getränken ernährt.

Er hatte jedoch bewusst darauf verzichtet, weiterhin Nahrung und Flüssigkeit zu erhalten.

Quellen

Videos (Auswahl):
Channel 4 Bericht www.youtube.com/watch?v=NaLQpiOW1Gl (Zugriff am 21.08.2025)
Interview www.youtube.com/watch?v=96kN76PfSe0 (Zugriff am 21.08.2025)
Verwendete Zeitungs- und Onlineberichte (Auswahl):
Sarah Boseley »Tony Nicklinson dies after losing ›right to die‹ legal battle«, The Guardian, 22. August 2012
Luke Salkeld »Locked-in' man Tony Nicklinson refuses treatment for pneumonia and achieves the death the courts had denied him«, The Daily Mail, 12. Februar 2012
Anna-Lena Roth »Endlich«, Spiegel online, 22. August 2012
dpa »Tony Nicklinson stirbt eines natürlichen Todes«, Die Zeit, 22. August 2012
dpa/cor »Locked-In-Patient Tony Nicklinson ist gestorben« Die Welt, 22. August 2012

Fall 14: Sterbefasten als letzter Ausweg aus einer Demenz

Als der ehemalige Lehrer Dieter F. auf das 80. Lebensjahr zuging, häuften sich die gesundheitlichen Schwierigkeiten. Als er dann noch die Diagnose Alzheimer erhielt, beschloss er, mit Sterbefasten zu beginnen, ohne zuerst seine Familie zu informieren. Diese Entscheidung brachte seine Frau an die Grenzen ihrer Kraft.

An einer Demenz zu erkranken, ist für viele ältere Menschen ein Schreckgespenst. Die Vorstellung, langsam alle geistigen Funktionen zu verlieren, sich an nichts mehr erinnern zu können, selbst die eigene Familie nicht mehr zu erkennen, in der Schlussphase in einem Heim im Bett dahinzudämmern und auf intensive Körperpflege durch Fremde angewiesen zu sein, – all das ängstigt. Wenn sie die Diagnose erhalten, verzweifeln manche.

Der 79-jährige Dieter F. war ein sehr belesener Mann. Vor Jahren kam es zu der Scheidung von seiner ersten Frau, was ihn seinerzeit psychisch extrem belastete. Immer wieder hoch kamen ihm auch die schlimmen Kindheitserfahrungen mit Bombennächten, Hunger und Kälte. Irgendwann gab er das Rauchen auf – von einem Tag auf den anderen. Im späteren Verlauf seines Lebens wurde er allmählich gelassener und kam sozusagen mit sich ins Reine.

Dieter F. war Lehrer an einer deutschen Berufsfachschule gewesen und hatte dort Drucktechnik unterrichtet. Als Rentner pflegte er nicht mehr viele soziale Kontakte. Seit Längerem litt er an einer milden Form der Epilepsie, die aber medikamentös gut eingestellt war. Wohl aus diesem Grunde hatte er früher oft Fachliteratur zum Thema »Gehirn« gelesen. Daher kannte er sich mit Erkrankungen des Gehirns einigermaßen aus, als er die ersten Anzeichen einer beginnenden

Demenz bemerkte. Er wusste, was diese Anzeichen für ihn bedeuten konnten, sprach aber kaum darüber, auch nicht mit seiner zweiten Frau.

Der Gesundheitszustand verschlechtert sich

Eines Tages las Dieter F. im Wissenschaftsteil der »Frankfurter Rundschau« den ausführlichen Artikel »Das eigene Ende beschleunigen«. Dieser »Ratgeber«-Text über den FVNF beeindruckte ihn offenbar sehr, obwohl das Thema von der Journalistin Pamela Dörhöfer durchaus kritisch betrachtet wurde. Er schnitt den Artikel aus, zeigte ihn seiner Frau und sagte in aller Ruhe: »So werde ich es später machen.« Nun diskutierten die beiden über den Artikel. Das Sterbefasten faszinierte sie beide, weil »so viel Selbstbestimmtheit drin steckt«. Man darf aufgrund des späteren Geschehens vermuten, dass Dieter F. in der Folge immer wieder sehr konkret darüber nachgedacht hat, wann der richtige Zeitpunkt sei, auf diese Weise Schluss zu machen.

Einige Wochen vor seinem Tod musste Dieter F. ins Krankenhaus, wo die bereits dritte schwere Lungenentzündung gut behandelt werden konnte. Vor der Entlassung erhielt er zur Unterstützung seines Flüssigkeitshaushaltes noch eine Flüssigkeitsinfusion, da er während seiner Krankenhauszeit offenbar wenig getrunken hatte. Sein Allgemeinzustand verschlechterte sich nachher weiter und die Wortfindungsstörungen nahmen nun zu. Während seines Aufenthaltes in der Rehabilitationsklinik telefonierte er täglich mit seiner Frau. Dabei stellte er ihr auch merkwürdige Fragen wie »Wo ist mein Geldbeutel?« oder »Wo ist der Schuhlöffel?«. Schließlich wurde nach gründlichen Abklärungen die Diagnose Alzheimer gestellt. Nun war genau das eingetreten, was Dieter F. seit Längerem befürchtet hatte: das Fortschreiten der von ihm bereits vor Monaten bemerkten kognitiven Veränderungen, die nun einen Namen hatten – Alzheimer.

Ein Sturz mit dramatischen Folgen

»Am Tag, an dem wir beim Psychiater waren, war Dieter ganz klar im Kopf«, erzählt seine Frau. Unter anderem sagte er ihr, er wisse schon, dass der Test nicht gut abgelaufen sei. Rückblickend ist es sehr wahrscheinlich, dass er gleich am Tag nach der Diagnosestellung mit dem FVNF begonnen hatte, ohne dies aber seinen Angehörigen mitzuteilen. In den folgenden Tagen sagte Dieter F. gelegentlich: »Ich weiß genau, was hier passiert und was mit mir los ist.« Ansonsten wirkte er weitgehend teilnahmslos und äußerte sich nicht weiter. Angesichts seiner früheren, oft wiederholten Bemerkungen zum Sterbefasten kann man davon ausgehen, dass er ziemlich genau wusste, was er wollte, und wirklich seinen Tod anstrebte. Man darf auch vermuten, dass er in klaren Momenten zufrieden war, dass er den langgehegten Vorsatz durchführen konnte.

Nach zwei Tagen, während derer er konsequent nichts mehr gegessen und getrunken hatte, kam es jedoch zu Orientierungsproblemen und unversehens zu einem Sturz. Er wurde ins Krankenhaus gebracht, wo ihm ein Notfallarzt Flüssigkeitsinfusionen verordnete. Dieser drängte die Ehefrau energisch, ihrem Mann zu essen und zu trinken zu geben. Wieder zu Hause unternahm sie indessen nur einen einzigen, erfolglosen Versuch mit etwas Rührei, das er aber nicht schluckte. Die Familienangehörigen berieten sich nun über die Situation und entschieden sich gegen lebensverlängernde Maßnahmen. Im Hinblick auf eventuelle Schmerzen (beispielsweise als Folge des Sturzes) verordnete der Hausarzt prophylaktisch Tabletten: Frau F. zermörserte später eine Tablette, löste sie in etwas Wasser auf und versuchte dann erfolglos, ihrem Mann dieses Getränk mit einer Spritze (ohne Nadel) in den Mund zu geben: »Er hat sich nicht gewehrt, aber er hat es halt nicht geschluckt.« Er nahm nun auch keine anderen Medikamente mehr ein.

Nach dem Sturz war es binnen weniger Tage zu einer rapiden Zunahme der dementiellen Beschwerden gekommen. Als sich die Phasen der Desorientiertheit zuspitzten, war die Ehefrau mit der Leiterin einer Selbsthilfegruppe für Angehörige von Menschen mit Demenz in Kontakt getreten und bekam einige Ratschläge. Sie holte sich außerdem von einem Hospiz Informationen zum Sterbeprozess und zu Unterstützungsmöglichkeiten ein. Grundsätzlich wollte sie ihren Mann in seinem Vorhaben unterstützen. Die praktische Pflege wurde jedoch größtenteils von der Stieftochter übernommen, einer ehemaligen Pflegekraft, die in der Verwaltung einer Klinik arbeitete. Sie erhielt dank ihrer Kontakte zu Palliativmedizinern nützliche Beratung. Auch der Hausarzt war zwar involviert und kam, wenn er darum gebeten wurde; er wirkte jedoch distanziert hinsichtlich der Entscheidung zum Sterbefasten. Der FVNF erfolgte weiterhin sehr konsequent, Dieter F. nahm Flüssigkeit nur in kleinsten Mengen bei der Mundpflege auf.

Eintritt ins Pflegeheim

Als die Stieftochter aber wieder zur Arbeit gehen musste, war die Ehefrau bereits ziemlich erschöpft. Dieter F. wurde daher einen Tag vor seinem Tod ins Pflegeheim gebracht. Statt einer Erleichterung brachte dies aber für die Angehörigen des Sterbewilligen neue Schwierigkeiten. Eine Pflegefachkraft und der Heimleiter stellten nämlich die Entscheidung zum Sterbefasten in Frage: »Sie können ihren Mann doch nicht verdursten lassen!« Auch von rechtlichen Schwierigkeiten bei der Unterstützung war die Rede. Die Ehefrau hatte einen schweren Stand, da sie keine Vollmacht vorweisen konnte und es auch keine Patientenverfügung des Ehemanns gab. Sie wünschte, sie hätte früher mit ihrem Mann darüber gesprochen, sich vorbereitet und alle nötigen Dokumente besorgt und erstellt, um die pflegerische Unterstützung organisieren zu können. Da sich die Ereignisse aber überstürzt hatten, war all dies nicht mehr möglich gewesen.

Mit letzter Kraft

Frau F., am Ende ihrer Kräfte, schickte dem Hausarzt ein Faxschreiben und bat ihn dringend, im Heim zu intervenieren – was er zu ihrem Erstaunen auch tat. Die vorwurfsvollen Vorhaltungen im Pflegeheim bedrängten sie allerdings sehr. Mit letzter Kraft konnte sie verhindern, dass ihrem Mann subkutan Flüssigkeit verabreicht wurde. Diese schwierigen Situationen konnte sie nur durchstehen, weil sie vollen Rückhalt von ihrer Stieftochter erfuhr. Diese hatte alle Verantwortung für den letzten Willen ihres Vaters übernommen und sich mit ihrer Stiefmutter tatkräftig für dessen Verwirklichung eingesetzt. Sie war mit dem vorzeitigen Sterben des Vaters ganz einverstanden und bewertet rückblickend ihre Mitwirkung ohne Einschränkungen positiv.

Während des Sterbefastens erweckte Dieter F. nie den Eindruck, dass er Durst litt. Seine langjährige Atemnot war verschwunden; er wirkte sehr ruhig – abgesehen von einer kurzen Episode, während der er einige Zeit mit den Armen ruderte. Dieter F. starb nach sieben Tagen. Nachträglich war seine Frau froh, dass sie ihrem Mann das Sterben ermöglicht hatte und dass er nicht lange leiden musste. Es fiel ihr hinterher jedoch sehr schwer, von den letzten Stunden ihres Mannes zu erzählen. Daher konnten wir dazu hier auch keine Angaben machen.

Anmerkungen

Im vorliegenden Fall gelang es jemandem, trotz der bereits bestehenden und sich rapide verschlimmernden Demenzerkrankung, noch das Sterbefasten durchzuführen. Es liegen diesbezüglich insgesamt jedoch noch zu wenige Erfahrungen vor, so dass dieses sehr spezielle Beispiel nicht verallgemeinert werden darf. Es zeigt aber deutlich, dass ein Sterbefasten gelingen kann, wenn jemand, der sich bereits länger mit der Möglichkeit eines vorzeitigen Sterbens beschäftigt hat, sich im richtigen Zeitpunkt dafür entscheidet. Patienten mit der Diagnose »beginnende dementielle Erkrankung« respektive »beginnende Alzheimerkrankheit« können somit durchaus versuchen, ihr Leben durch FVNF zu beenden. Aufgrund der erforderlichen Urteilsfähigkeit muss dies allerdings meist zu einer Zeit geschehen, in der noch relativ viel Lebensqualität vorhanden ist.

In fortgeschrittener Demenz ist ein Sterbefasten nicht mehr möglich, weil jemand dann geistig dazu nicht mehr in der Lage ist: Weder kann er/sie sich das vorstellen, noch kann er/sie den Entschluss dazu fassen. Denkbar ist hingegen, dass – wie in Fall 24 beschrieben – jemand aufgrund eines früher bekundeten Wunsches irgendwann kaum noch Nahrung und Flüssigkeit erhält, so dass er/sie vorzeitig sterben darf. Unklar ist, ob das rein rechtlich als Tötung auf Verlangen zu bewerten wäre. Denjenigen, die einen Patienten hierbei betreuen, dürfte das nicht leichtfallen; menschlich schwer vorstellbar wäre, bei einem dementen Patienten, der noch gerne isst und trinkt, die Versorgung abzubrechen.

Quellen

Die Ehefrau berichtete Christian Walther über den Fall.
Diese Fallbeschreibung wurde in deutscher Sprache erstmals in anderer Form auf der Website www.sterbefasten.org veröffentlicht.

Fall 15: Sie starb mit einer Heiterkeit und Tiefe, die jeden berührte

Manchmal war die 89-jährige Franny N. verwirrt, erregte sich über Nichtigkeiten und zeigte ein »seltsames Verhalten«. Ihre drei Söhne wiesen sie darauf hin, dass dies eine beginnende Demenz sein könnte. Von jeher wollte sie solch einen Zustand vermeiden. Daher erinnerte die altersschwache, fast blinde Frau nun die Angehörigen an ihren langgehegten Wunsch, in einem solchen Fall sterben zu können.

Franny N. war früher eine recht energische Frau. Sie war umtriebig und in der Gemeinde aktiv. »Sie gab mehr, als sie erhielt«, urteilte einer ihrer Söhne. In ihrer Lebensmitte entdeckte sie ihre Liebe zum Waldleben. Im Südwesten des US-Bundesstaates Wisconsin besaßen sie und ihr Mann Jack ein fast ein halbes Hektar großes Waldstück. Oft durchstreifte sie mit ihren Hunden die waldige Gegend, in der im Sommer in einer Lichtung gewaltige Farne wuchsen. Sie beobachtete Vögel und andere Tiere des Waldes.

Mitten im Wald baute sie mit Brettern eine Art Blockhütte mit einem großen Fenster, durch das sie das Geschehen im Wald beobachten konnte. Sie verschönerte die Umgebung ihres Hauses mit Waldblumen, die sie ringsherum anpflanzte. Sie und Jack legten nach seiner Pensionierung mit Hilfe ihres jüngsten Sohnes Marc ein Betonfundament, so dass ein noch größeres Waldhaus gebaut werden konnte. Es wurde ein Alterssitz für sie, und nach dem Tode ihres Mannes konnte sie endlich Katzen bei sich aufnehmen – Jack hatte ihre Lieblingstiere nicht gemocht und deshalb musste sie sich mit Hunden zufriedengeben.

Absicht, gut zu sterben

Schon in früheren Jahren ihres Lebens befasste sich Franny N. mit dem Sterben und unterstützte das Prinzip des assistierten Suizids. Lange vor ihrem 80. Lebensjahr hatte sie in einer Patientenverfügung bestimmt, dass die Ärzt:innen gegebenenfalls berechtigt seien, die Versorgung mit Nahrung und Flüssigkeit einzustellen und sie auf diese Weise sterben zu lassen. Allerdings: Ob dies im Falle einer Demenz auch hätte umgesetzt werden dürfen, ist in den USA eine juristisch offene Frage; in Mitteleuropa könnte dies vielleicht in den Niederlanden möglich sein. Am liebsten wäre es Franny N. gewesen, jemand hätte ihr eines Tages eine tödliche Spritze geben dürfen, doch war ihr klar, dass dies niemand durfte. Die Familie hatte ihr aber versprechen müssen – vor allem falls sie dement werden würde –, sie vor einem längeren Verfall, womöglich in einem Pflegeheim, zu bewahren.

Als sich nun im Alter von fast 90 Jahren seltsame Verhaltensweisen mehrten, wiesen die Söhne ihre Mutter darauf hin, dass sie nun vielleicht dement werde. »Für diesen Fall gibt es ja unsere Absprache«, sagte Franny N., die auf keinen Fall in ein Pflegeheim ziehen wollte. »Wenn ich richtig darüber nachdenke«, sagt Marc N., der einige Zeit als Pflegefachmann gearbeitet hatte, »fühlte sie einfach, dass die Zeit zu gehen nun gekommen war.« Die Familie war bereit, der alten Frau in jeder Hinsicht und soweit es legal möglich war, bei ihrer Absicht, gut zu sterben, beizustehen. Die Söhne informierten sich zuerst über die Möglichkeit eines Suizids durch Einatmen von Helium (siehe Anmerkungen), gaben dieses Vorhaben aber bald wieder auf, da dies in ihrem Bundesstaat möglicherweise als verbotene Suizidhilfe geahndet worden wäre.

Der große Abschied

Einige Zeit später einigte sich die Familie, der Mutter das Sterbefasten vorzuschlagen. Nachdem man sie über dieses legale Vorgehen informiert hatte, entschied sich Franny N. für diesen Weg, besonders da sie den Verzicht auf Nahrung und Flüssigkeit bereits in ihrer Patientenverfügung für den Fall einer Demenz festgehalten hatte. Eigentlich wollte Franny N. zuerst ihren noch immer großen Freundeskreis nicht mit ihrem Sterbefasten belasten, teilte dann aber doch einer ihrer besten Freundinnen ihren Entschluss telefonisch mit. Diese besuchte sie umgehend, brachte allerlei kulinarische Leckerbissen mit, eine Flasche Wein und einen Topf mit weißen Geranien. »Wir trafen sie an der Türe und was hätten wir tun sollen – sie wieder heimschicken mit all ihren gut gemeinten Geschenken? Wir ließen sie selbstverständlich ins Haus, und sie und meine Mutter brachen in Tränen aus – wir brauchten sehr viele Papiertaschentücher in dieser Zeit!«, erinnert sich der Sohn. In der Folge informierte die Familie auch die übrigen Freundinnen und Freunde über Frannys Situation und die Besucher wechselten in den ersten Tagen nahezu im Halbstundentakt.

Von Anfang an hatte die Familie einen Arzt mit einbezogen. Er hatte Verständnis für die Entscheidung zum Sterbefasten und verordnete daher eine hospizliche Unterstützung. In Wisconsin bietet vielerorts eine Gruppe namens »The Good People« – meist in die USA immigrierte Osteuropäer –, Betreuungsdienste an. Sie sind bereit, für eine gewisse Zeit bei Kranken und Sterbenden zu arbeiten und auch die Nachtwache zu übernehmen. Marc N.: »Sie kosten weniger als die offiziellen, sie sind zuverlässig und vor allem, sehr, sehr nett.« Die ersten Tage des Sterbefastens verliefen problemlos. Franny N. sah in diesen letzten Lebenstagen offenbar eine gute Zeit, genoss das Abschiednehmen von ihrem Freundeskreis und den Familienangehörigen, die sie oft besuchten. Sie ordnete noch einige Dinge, die ihr wichtig waren.

Probleme trotz guter Pflege

Marc und die Pflegenden legten großen Wert auf eine gründliche Mundpflege. Am siebten Tag aber gab es dennoch ein Problem: Die Speicheldrüsen versagten und der trockene Mund und die trockene Zunge schmerzten Franny sehr. Die anwesende Pflegefachkraft schlug vor, Vicodin zu geben, ein in den USA rezeptfrei erhältliches Opioid, das Schmerzen und Husten lindert. Dieses Mittel reduzierte die Schmerzen und sedierte die Sterbende teilweise.

Aus seiner Erfahrung als Krankenpfleger wusste Marc N., dass die allerletzte Zeit von Sterbenden manchmal sehr schwer sein kann. Er gab daher seiner Mutter auf eigene Verantwortung in den letzten Tagen alle vier Stunden Valium in Zäpfchenform. Am 11. Tag starb Franny N. nach drei Tagen im Koma.

»Die erste Woche ihres Sterbefastens hatte eine Heiterkeit und Tiefe, die jeden berührte«, formuliert es ihr Sohn. Marc N. verfasste aufgrund dieser Erfahrung zwei Bücher und betreibt eine Website mit Informationen über das Sterbefasten.

Anmerkungen

Die Suizid-Methode mit Helium funktioniert rasch und soll für den Sterbenden angenehm sein, jedoch ist es für die Begleitpersonen nicht schön, mit anzusehen, wie das Gesicht aufgrund von Reflexen zuckt – diese Reflexe treten aber erst auf, wenn der Sterbende längst nicht mehr bei Bewusstsein ist.

In der Regel wird eine ausgeprägte Mundtrockenheit nicht mit Vicodin behandelt, das Hydrocodon enthält. Eine gravierende Nebenwirkung dieses Medikaments ist eine starke Austrocknung der Mundschleimhaut. Eine lokale Behandlung, beispielsweise mit einem schmerzlindernden oder anästhesierenden Gel, wäre wohl zielführender gewesen.

Die Versorgung mit Valium war möglicherweise zu hoch angesetzt, ja vielleicht überflüssig.

Quellen

Medical Futility Blog; http://medicalfutility.blogspot.com/
Marc Newhouse »Cheat The Nursing Home«, Kindle Edition, 2012 (Hinweise aufs Sterbefasten) und »Life Death and Iguanas« Kindle Edition, 2012 (ein Porträt der Mutter)
Webseite: http://lifedeathandiguanas.blogspot.com/p/cheat-nursing-home.html (Zugriff am 21.8.2025)
Diese Fallbeschreibung wurde in deutscher Sprache erstmals in anderer Form auf der Website www.sterbefasten.org veröffentlicht.

Fall 16: Disziplin, Verzicht und Eigensinn – vom Leben und Sterben einer großen Künstlerin

Für die einstige Solotänzerin Tana Herzberg waren Disziplin und Verzicht eine Lebenseinstellung. 13 Tage dauerte das Sterbefasten, zu dem sie sich als 83-jährige, schwer kranke Frau entschlossen hatte. Diese Lebensverkürzung war die folgerichtige Entwicklung in einem Dasein, das durch Selbstbestimmung, aber zuweilen auch Eigensinn geprägt war. Im Alter ließ sie sich einen Sarg bauen, der dann zehn Jahre in einem Zimmer stand, um so die Erinnerung an den Tod und die Sterblichkeit der Menschen immer vor Augen zu haben.

Obwohl sie eine der erfolgreichsten deutschen Tänzerinnen der 1950er-Jahre war und die Welt des Tanzes mit ihren charaktervollen Interpretationen neuer Ballettwerke geprägt hat, ist sie heute eher unbekannt. Hannelore, wie Tana Herzberg ursprünglich mit Vornamen hieß, wurde 1932 in Berlin geboren. Ihr Vater war Kraftfahrer, und ihr Lebensmilieu ließ nicht erahnen, dass aus ihr eine der bekanntesten Figuren des kulturellen Berlins werden sollte. Ihre Schulzeit war überschattet vom Krieg. Ab November 1943 war der Prenzlauer Berg ein bevorzugtes Ziel der alliierten Luftangriffe. Zerstörung, Tod und lange, bange Nächte in den Luftschutzkellern, Hunger und Entbehrungen prägten den brutalen Alltag der kleinen, schmächtigen Hannelore, die kurz vor dem Untergang des »Tausendjährigen Reiches« das Teenageralter erreichte.

Teenager tanzt dramatisches Ballett

Aus welchen Gründen auch immer, Hannelore entschloss sich im trümmerreichen Nachkriegsberlin, den Beruf einer Tänzerin zu erlernen. Sie ging von Ost- nach Westberlin, verließ somit ihre Familie, und begann ihre Ausbildung in der Eduardova-Ballettschule, die vom ehemaligen Tänzer Gustav Blank streng und zielgerichtet geführt wurde. Dank ihres zunehmend präziser werdenden technischen Könnens, ihrer charakterlichen Ausdruckskraft und ihres energischen Willens, vorwärts zu kommen, erkannte Blank schon bald, dass sie ein besonderes Talent besaß. Allerdings musste Hannelore zur Kenntnis nehmen, dass ihr wegen ihrer kleinen Statur der Zugang zu den großen klassischen Rollen verwehrt blieb – keine Giselle, keine Schwanenkönigin, kein Dornröschen, keine der berühmten lyrischen Ballettrollen, von denen kleine Mädchen träumen.

Dennoch wurde Hannelore mit nicht einmal 17 Jahren engagiert für eine Tourneeproduktion, nämlich das moderne Ballett »Abraxas« nach einer Komposition des skandalumwitterten zeitgenössischen Komponisten Werner Egk. Hannelore hatte hier solchen Erfolg, dass sie bald ein Stipendium für eine Weiterausbildung in Paris bekam. Danach erhielt Tana Herzberg, wie sie sich nun bald nannte, ein Engagement an der Städtischen Oper Berlin – der Beginn einer bemerkenswerten Karriere. Die seit über 20 Jahren in Deutschland wirkende russische Ballettmeisterin und Choreografin Tatjana Gsovsky förderte Tana und deren jungen Liebhaber Manfred Taubert ganz besonders. Tana, mit ihren schönen Augen, den hohen Wangenknochen und dem energischen Kinn übernahm oft große Charakterrollen in modernen Ballettstücken. Oft waren es »böse« Frauen wie zum Beispiel Salome, die sie zu spielen hatte. Keine verkörperte den »Berliner Tanzstil« so exakt, kraftvoll und energisch wie sie. Das junge Tanzpaar Herzberg-Taubert gewann bald die Herzen des Publikums und heiratete.

Erfolg und Verzweiflung

Das strahlende Bühnenpaar blieb der Tanzkompagnie der Deutschen Oper bis in die 1960er-Jahre treu. Hinter den Kulissen aber ging es nicht immer so perfekt und leuchtend zu wie der Bühnentraum suggerierte. »Diese Partnerschaft war durchaus nicht nur ›Friede, Freude, Eierkuchen‹, sondern Blitz und Donner lagen immer in der Luft – außer auf der Bühne«, sagte einmal ein Ensemble-Mitglied, der Tänzer Egbert Strolka. Lange Zeit bemerkte die tiefsinnige, oft auch grüblerische Tana Herzberg nicht – oder wollte es nicht bemerken? –, dass ihr Mann außerhalb der Ehe die homosexuelle Seite seiner Persönlichkeit auslebte. Als es ihr bewusst wurde, scheiterte die Ehe; die Bühnenpartnerschaft aber blieb bestehen.

Klassisches Ballett ist seit jeher Hochleistungssport, der nur dank ausgeklügelter Trainingsmethoden gemeistert werden kann. Moderne Choreografen fordern zudem oft außergewöhnliche Sprünge, schwierige Hebungen und gar artistische Verrenkungen. Die Tänzer müssen mit allen, auch medizinischen Mitteln ihr Körpergewicht halten; Magersucht ist nicht ausgeschlossen. Stürze, Zerrungen, offene Wunden an den Füßen – mit Schmerzmitteln lässt sich dies anscheinend einigermaßen ertragen. Um schlaflose Nächte zu vermeiden, nahm Tana Herzberg zudem starke Schlafmittel, die ihre Leber angriffen und ihren Verdauungstrakt für immer schädigten. Starke Abnützungserscheinungen an den Knochengelenken, Probleme mit den Bändern und eine stärker werdende Arthrose machten ihr zu schaffen. Dies sind übliche Berufskrankheiten und Spätfolgen bei vielen Tanzschaffenden. Mit 29 unternahm Tana Herzberg, wohl in einem Anflug schlimmster Verzweiflung und körperlicher Schmerzen, einen ersten Suizidversuch.

Manfred Taubert, mit dem Tana Herzberg immer noch gemeinsam tanzte, ging auch künstlerisch zunehmend eigene Wege. Er gründete ein eigenes Tournee-Ensemble und wurde 1963 Ballettmeister in Salzburg, dann in Braunschweig, wo Tana Herzberg bei ihm Primaballerina war. Doch ihr geschundener Körper machte nicht mehr lange mit: 1966, im Alter von 34 Jahren, musste sie ihre Tanzkarriere beenden und eine Rente wegen Berufsunfähigkeit beantragen.

Auf neuen Wegen

Doch eine Tana Herzberg gibt nicht auf. Sie fand eine neue Liebe und heiratete zum zweiten Mal. Diesmal keinen Tänzer, sondern den Religionswissenschaftler und Soziologen Joachim Moebius, Professor an der Freien Universität Berlin. Die Familie ihres Mannes akzeptierte jedoch die ehemalige Tänzerin nicht, auch nicht nach der Geburt ihrer gemeinsamen Tochter. In den Augen der Verwandtschaft hatte er unter Stand geheiratet. Hannelore, wie sie sich inzwischen wieder nannte, war übrigens eine strenge Mutter, und ihre Tochter wandte sich später von ihr ab.

Andererseits sah sich Hannelore mittlerweile als eine perfekte Hausfrau. Sie liebte es, Gäste mit auserlesenen Speisen zu verwöhnen – was sie sogar in einem kleinen Büchlein festhielt, etwa so, wie sie früher alle Rollen aufschrieb, die sie getanzt hatte. Mit dem Essen hatte sie selbst jedoch große Mühe. Viele Nahrungsmittel vertrug sie nicht mehr, abdominale Beschwerden setzten ihr zu, so dass sie auch im Alter untergewichtig war und sorgsam darauf achten musste, was und wie viel sie essen konnte.

Die stetigen Schmerzen ihres abgenutzten Körpers bekämpfte sie nicht nur mit allen möglichen medizinischen Mitteln. Eine Zeitlang kaufte sie für viel Geld aus eigenem Sack Globuli und andere homöopathische Mittel. Eine Atemtherapie brachte ihr für kürzere Zeiten etwas Entspannung und Erleichterung. Begeistert von diesem Heilverfahren ließ sie sich zur Therapeutin ausbilden und eröffnete in einem der Zimmer ihrer riesigen Wohnung in Charlottenburg, in der sie seit 1961 lebte, eine therapeutische Praxis. Schon bald vertrauten ihr viele Patienten.

Ein starker Sterbewunsch

Immer unerbittlicher zeigte ihr nun aber ihr Körper, dass das Alter unerträglich werden kann. Es war absehbar, dass ihr der Verlust der Selbstständigkeit drohte, dass sie sich sehr bald in ihrer Wohnung nicht mehr allein würde bewegen können und dass der Toilettengang nur noch mit Hilfe einer anderen Person möglich sein würde. Schreckliche Aussichten für einen Menschen, der bis ins hohe Alter selbstbestimmt und voller Energie seine eigenen Entschlüsse getroffen hatte! Mehrmals äußerte die schwer kranke Frau gegenüber ihren Angehörigen und dem behandelnden Hausarzt den Wunsch, endlich sterben zu können.

Hannelore Herzberg bat eine Nichte, im Internet zu recherchieren, auf welche Weise sie ihr Leben vorzeitig beenden könnte. Diese berichtete ihr ausführlich über verschiedene Methoden, unter anderem auch über das Sterbefasten, das Hannelore Herzberg dann als die beste Vorgehensweise erschien. Sie besprach ihr Anliegen mit ihrem Hausarzt, der jedoch wegen seiner ethischen Einstellung nicht zur Unterstützung bereit war.

Doch Hannelore Herzberg ließ nicht locker – dies hätte ihrem energischen Charakter auch gar nicht entsprochen. Die 83-Jährige wandte sich an den Humanistischen Verband Deutschlands (HDV). Dieser vermittelte ihr den Kontakt zu einem Arzt, der bereits zuvor Erfahrungen mit Sterbefastenden gesammelt hatte und bereit war, sie zu betreuen. Er führte Gespräche zur früheren Krankengeschichte und der bisherigen Therapie. Es erwies sich, dass die Möglichkeiten einer Schmerzmedikation nicht voll ausgeschöpft waren. Die Gabe von Opiaten eröffneten für eine Zeitspanne eines halben Jahres eine so weitgehende Schmerzlinderung, dass Hannelore Herzberg ihre eigenständige Beweglichkeit und Lebensfreude wiedergewann.

Sechs längere Gespräche zum Sterbewunsch führten zum Aufbau einer sehr persönlichen und vertrauensvollen Beziehung zu dem vom HDV vermittelten Arzt. Zusätzlich wurde eine Psychologin hinzugezogen, die gleichzeitig Altenpflegerin war. Angehörige, Pflegende und Freunde wurden einbezogen, so dass im gesamten Umfeld eine hohe Akzeptanz entstand für diesen selbstbestimmten Weg aus dem Leben. Hannelore Herzberg konnte sich in diesen Tagen von Freunden und Bekannten verabschieden. Weil ein Kontakt zu einer entfernter lebenden Freundin verspätet zustande kam, hatte sie die Frist bis zum Beginn des Sterbefastens verlängert.

Optimale palliative Pflege

Bei einem dieser Besuche eröffnete Hannelore Herzberg mit einem stolzen Lächeln, sie habe bereits seit drei Tagen mit Sterbefasten begonnen. Sie telefonierte sogar mit ihren Blumenhändlerinnen, denen sie von ihrem Vorhaben erzählt hatte: »Das Projekt hat begonnen.« Die Angehörigen waren schichtweise am Krankenbett. Die praktisch veranlagte Tana Herzberg hatte auf ein Pflegebett verzichtet und ihr eigenes, mit einer Dekubitus-Matratze versehenes Bett auf die Brockhaus-Lexikonbände ihres verstorbenen Mannes stellen lassen, damit es zur Pflege die richtige Höhe hatte. Die vor sechs Monaten begonnene Schmerztherapie wurde modifiziert fortgesetzt. Da die Sterbende auch wegen der Medikamente sehr müde geworden war, wurde jeweils kurzfristig niedriger dosiert, wenn sie Besuch erhielt und Gespräche führen wollte.

Durch das Sterbefasten wurde ihre Stimme immer schwächer. Wenn sie etwas brauchte, schlug sie mit einem Holzlöffel auf einen umgedrehten Topf, der neben ihr Bett gestellt worden war. Die Angehörigen »an Tana Herzbergs Bett formulieren ihre Fragen so, dass sie mit einem Nicken oder einer Handbewegung antworten« kann, heißt es in einem der Zeitungsberichte zu ihrem Tod. Besondere Sorgfalt wurde auf die Mundpflege gelegt. Feuchte Wattestäbchen mit Zitronengeschmack oder Eiswürfel aus grünem Tee, den sie besonders mochte, bekämpften den trockenen Mund. Hannelore Herzberg fühlte sich gut aufgehoben, und ihre Stimmung war über den gesamten Verlauf des Sterbefastens sehr positiv.

Ein würdiges Ende

In den letzten Tagen vor dem Tod war Hannelore Tana Herzberg nicht mehr ansprechbar. Nach 13 Tagen Sterbefasten starb sie in der Nacht durch Herzversagen. Der Arzt erzählt: »Auf dem Sterbebett war bei der Verstorbenen in den entspannten Gesichtszügen an einem sanften Lächeln ablesbar, ein friedliches und würdiges Ende geschafft zu haben.« Eine der an der Pflege beteiligten Angehörigen konstatierte, sie könne sich wünschen, auf diese Art aus dem Leben zu gehen. Ihre Angehörigen spürten allerdings einige Zeit nach Tana Herzbergs Tod »die Anstrengung, die es sie gekostet hatte, eine Sterbende in ihren Tod zu begleiten«. Doch sie waren zufrieden mit dem Verlauf des Sterbefastens und empfanden Dankbarkeit und Zufriedenheit – trotz aller Traurigkeit über den Verlust einer großen Persönlichkeit, die sie alle geprägt hatte.

Quellen

Persönliche Mitteilung des betreuenden Arztes
David Ensikat »Tanz, Schmerz, Pflicht«, Berliner Tagesspiegel, 19. November 2015
Deike Diening »Sterbefasten statt Sterbehilfe: Am achten Tag war sie tot und lächelte«, Berliner Tagesspiegel, 3. Februar 2016

Weitere Unterlagen:

Deutsches Tanzarchiv Köln, https://deutsches-tanzarchiv/nachlässe-sammlungen/tana-herzberg (Zugriff am 21. 8. 2025)

Günter Pick »Eine tiefsinnige Tänzerin« https://www.tanzarchiv.de/de/article/2015/eine-tief
sinnige-taenzerin (Zugriff am 21.8.2025)
div. andere Blogs zum Thema Tanzen

Fall 17: Vom Vermieter vor die Türe gesetzt – aber Kontrolle über das Geschehen behalten

Am vierten Tag des Sterbefastens kam es zur Krise. Das Ehepaar Dorothy (90) und Armond R. (92) lebte seit einigen Monaten in der Altensiedlung »The Village at Alameda« in einer betreuten Wohnung. Sie hatten sie bei einer Firma gemietet, die in 14 US-Bundesstaaten solche Appartements anbietet. Als der Rechtsabteilung der Firma die Pläne des betagten Ehepaars bekannt wurden, veranlasste sie, dass die Verwaltung den Mietvertrag kündigte und die beiden unter Missachtung der Ein-Monats-Kündigungsfrist am folgenden Tag die Wohnung zu verlassen hätten. Was nun?

Das Ehepaar hatte nach reiflicher Überlegung den Entschluss getroffen, nicht mehr zu essen und zu trinken, um sterben zu können. Dorothy R. hatte ihre eigene Mutter vier Jahre lang betreut, als diese an Knochenkrebs elendiglich litt und starb. »Sie sah ihre Mutter einen langsamen, mühsamen Tod sterben. Sie fühlte sich völlig erledigt und hatte gleichzeitig Gewissensbisse, dass sie sich so fühlte«, erzählte ihr Sohn Neil. Auch Ehemann Armond R. hatte diese Leidenszeit sehr mitgenommen. Die beiden waren entschlossen, im Alter kein längeres derartiges Siechtum durchzustehen und ihren beiden Kindern die Belastungen zu ersparen, die solche Situationen mit sich bringen. Sie wurden deshalb Mitglieder bei einer Right-to-Die-Organisation und besuchten deren Zusammenkünfte. Neben anderem hatten sie dabei vom Sterbefasten erfahren. Diese legale Möglichkeit, die Leidens- und Sterbenszeit zu verkürzen, erschien ihnen gut. Ihre Absichten, möglicherweise eines Tages auf diese Weise aus dem Leben zu scheiden, dokumentierten sie schriftlich. Auch informierten sie ihre beiden Kinder über ihre Auffassungen, indem sie ihnen entsprechende Bücher und Schriften zukommen ließen.

Die Mühen des Alters

Das Ehepaar lebte seit über 60 Jahren in der Stadt Albuquerque im sonnenreichen US-Bundesstaat New Mexico. Sie besaßen ein großes Haus mit Garten, um den sich Dorothy R. gerne, ja geradezu leidenschaftlich kümmerte. Beide waren sozial sehr engagiert, seit früher Jugend unter anderem bei den Boy Scouts und später als aktive Mitglieder in führenden Funktionen bei der Presbyterian Church. Im Alter wurde ihnen das große Anwesen zunehmend zur Last. Sie bauten daher zuerst in einer Nachbarstadt ein kleineres Haus, zogen dann aber, als auch dieses zu viel Arbeit bedeutete, in eine Altensiedlung um.

Damals ging es bereits, wie ihr Sohn sagte, mit den Eltern »bergab«. Es häuften sich gesundheitliche Probleme, die ihnen den Alltag zunehmend erschwerten. Dorothy R. brach sich bei einem Sturz die Hüfte und musste mehrmals längere Zeit in eine Rehabilitationsklinik. Sie wurde immer schwächer und konnte schließlich nicht mehr gehen. Zudem bekam sie dramatische delir-artige Anfälle. Armond R. hingegen musste sich einen Dauerkatheter legen lassen. Er hatte außerdem eine spinale Stenose, also eine Verengung des Wirbelkanals, die unter anderem zu starken Schmerzen in den Beinen beim Gehen und Stehen führen kann. Hinzu kamen bei beiden erste Anzeichen von nachlassender geistiger Kraft. Ihre Vergesslichkeit und die zunehmende körperliche Hinfälligkeit machten ihnen Sorgen. »Am meisten Angst aber hatten sie davor, in ein Pflegeheim oder Krankenhaus zu kommen, wo sie auf ständige Betreuung durch andere Leute angewiesen wären und ihre Unabhängigkeit, auf die sie zeitlebens so viel Wert gelegt hatten, völlig verloren hätten«, erzählte ihr Sohn. In dieser Situation entschloss sich das Ehepaar im Herbst 2010, in eine betreute Wohnung zu ziehen. Immer wieder dachten sie dabei vor allem an die Möglichkeit, dort mit dem Sterbefasten zu beginnen.

Die Situation eskaliert

Im Januar 2011 war es dann so weit. Beide begannen mit dem Sterbefasten, im vollen Bewusstsein ihrer Situation und in gutem Einvernehmen mit ihren beiden Kindern, die bereit waren, den größten Teil der Pflege zu übernehmen. Tochter Elaine zog eigens für diese Pflege mit ihrem Mann von Colorado zurück nach New Mexico. Sicherheitshalber bestand sie darauf, zusätzlich eine Hospizorganisation hinzuzuziehen, die alle zwei Tage oder nach Bedarf sogar täglich vorbeikommen und pflegerische Unterstützung leisten sollte. Die Entscheidung, nun mit Sterbefasten zu beginnen, war wohlüberlegt und erfolgte nicht etwa aus einer depressiven Stimmung heraus. Neil: »Wir hatten ja schon seit Langem darüber diskutiert, was Sterbefasten bedeutet und ob wir uns sicher waren.« Als Folge dessen hatten sie mit Hilfe ihres Sohnes eine schriftliche Verfügung verfasst, in der sie den Entschluss bekräftigten. Das Ehepaar hatte nicht den geringsten Zweifel, dass das Sterbefasten die richtige Methode für sie war, um sterben zu können, und dass es jetzt der richtige Zeitpunkt war, ihr Leben zu beenden.

Korrekterweise informierte Neil R. die Administration der Wohnsiedlung über die Situation seiner Eltern, nachdem sie mit Sterbefasten begonnen hatten. Kurz nach dem Gespräch überschlugen sich die Ereignisse. Eine Feuerwehrgruppe des Albuquerque Fire Departement und eine Nothelfergruppe von den Albuquerque Ambulance Services erschienen – beide Rettungsteams wussten aber vorerst nicht, was zu unternehmen war. Sie alarmierten daher die Notfallabteilung der medizinischen Fakultät der University of New Mexico, die weitere Entscheidungen treffen sollte. »Die beiden Trupps waren unsicher, was zu tun wäre«, erzählte der zuständige Notarzt Dr. Drew Harrell, »sie steckten zwischen völlig verschiedenen Meinungen fest und brauchten meine Hilfe.«

Eine kluge Entscheidung

In der Zwischenzeit hatte die Ehefrau des Sohnes die Medien benachrichtigt. Ein Reporter der Lokalzeitung »Albuquerque Journal« erschien und führte mit Armond R. ein Interview. Dieser war trotz der schwierigen Entwicklung ganz aufgeräumt und erklärte dem Journalisten auf verständliche Weise, warum er sich gemeinsam mit seiner Frau entschlossen hatte, auf Nahrung und Getränke zu verzichten, damit sie beide sterben konnten. »Unser Leben ist erbärmlich geworden«, bekräftigte Dorothy R. etwas später, »unsere Körper sind schon fast am Verfaulen. You name it, I've had it.« Mit dem Titel des bekannten Soul-Songs von Wee Willie Walker spielte sie natürlich auf ihre gesundheitliche Situation an.

Auch Notfallarzt Harrell führte längere Gespräche mit Dorothy und Armond R.: »Sie konnten mir verständlich und überzeugend ihren Sterbewunsch begründen. Sie konnten mir auch glaubhaft erklären, was weiter geschehen sollte und warum sie die Kontrolle über ihr Sterben nicht abgeben wollten. Sie fühlten keine Notwendigkeit, in ein Krankenhaus zu gehen.« Er habe gesehen, dass sie die Konsequenzen ihres Entschlusses zum Sterbefasten völlig begriffen hätten: »Ich traf daher die Entscheidung, dass unsere Hilfe nicht nötig ist.«

Es war eine kluge Entscheidung des Universitätsarztes. Er wusste genau, dass es nach den Gesetzen des US-Bundestaates New Mexico das gute Recht eines kranken, ja sogar eines dementen Menschen ist, auf Nahrung und Flüssigkeit, aber auch auf weitere medizinische Behandlungen zu verzichten. Die Vermieterfirma begründete ihren Anruf bei der Notfallnummer 911 nicht weiter, stellte aber grundsätzlich fest: »Wenn eine alternative Unterbringung erforderlich ist, oder eine ärztliche Betreuung oder eine über die Kapazitäten unserer Einrichtung hinausgehende Pflege nötig werden sollte, sind wir verpflichtet, einen anderen medizinischen Anbieter zu benachrichtigen.« So weit die rechtliche Lage. Andererseits blieb aber unausgesprochen, dass es schlechte Publicity hätte geben können oder dass im Falle einer Anzeige (wegen Vernachlässigung von Patienten mit Todesfolge) der Firma möglicherweise die Lizenz für betreutes Wohnen entzogen worden wäre. Tochter Elaine und Sohn Neil befürchteten daher weitere Konflikte und mieteten auf Wunsch ihrer Eltern kurzerhand für einige Zeit in Albuquerque ein Haus, wo sie sich zusammen mit ihren Eltern einquartierten. So konnten sie sich bei der Pflege rund um die Uhr abwechseln.

Ein friedlicher Tod

Nach dem Umzug in das angemietete Haus beruhigte sich die Situation rund um das Ehepaar R., das nun sein Sterbefasten ungestört und ohne Schikanen fortführen konnte. Eine ärztliche Unterstützung war der guten Pflege wegen nicht nötig. Beide starben nach einer kurzen Zeit im Koma, Armond R. zehn Tage nach Beginn, Dorothy R. tags darauf.

Sohn Neil äußerte sich später im Rückblick: »Sie fanden beide den würdigen und friedlichen Tod, den sie sich gewünscht hatten.« Von der Haltung der Vermieterfirma war er jedoch geschockt: »Ich denke, es ist unmenschlich, wenn eine

Verwaltung urteilsfähige Menschen am Ende ihres Lebens aufgrund rechtlicher Bestimmungen zwingt, ihre Wohnung zu verlassen.« Er glaube, dass viele Menschen, die in Alterssiedlungen leben würden, nicht wüssten, was ihnen alles widerfahren könnte. Neil startete daher ein halbes Jahr später die große Kampagne »Peace at Life's End«, in der er den Fall seiner Eltern und die Schwierigkeiten mit Heimen und Vermietern allgemein thematisierte. Verschiedene TV-Stationen, Internetforen und große Zeitungen in den ganzen USA griffen die Thematik auf.

Quellen

Justin Nobel »Fasting to Death for Politics, Religion and Pain Relief«, funeralwise.com, 29. Januar 2011

N. M. »Son Tells of Parent's Decision to Die«, The Albuquerque Journal, 18. August 2011

Mikaela Cinley »Elderly Couple Refuse Food, Water to Die; Get Evicted from Facility«, ABC News, 18. August 2011

Ashley Portero »Elderly Couple Who Refused Nourishment Evicted From Retirement Home«, International Business Times, 18. August 2011

Paula Span »Deciding to die, then shown the Door«, Blog »Newoldage«, The New York Times, 28. August 2011

Diese Fallbeschreibung wurde in deutscher Sprache erstmals in anderer Form auf der Website www.sterbefasten.org veröffentlicht.

Fall 18: Lehnte Nahrung schon früher oft ab – offensichtlich ein Grenzfall

Anhaltend schwer kranke Menschen mögen oft nicht mehr essen und trinken. Oft lehnen sie Nahrung und Flüssigkeit ohne weitere Begründung ab. Ob dies als Sterbefasten aufzufassen ist oder nicht, lässt sich oft schwer entscheiden. Ein exemplarischer Fall: die Leidensgeschichte des Bäckers Kurt Z.

Wer morgens frische Brötchen und Croissants frühstückt, vergisst oft: Der Beruf des Bäckers ist, wie es eine Schlagzeile im »Nordkurier« einst auf den Punkt brachte, »ein Knochenjob für Nachtmenschen«. Schwere Lasten tragen, Arbeitsbeginn mitten in der Nacht, oft allergische Reaktionen – Bäcker brauchen eine starke körperliche Konstitution und eine gute gesundheitliche Disposition. Der 64-jährige, ehemalige Bäcker Kurt Z. lebte schon seit mehreren Jahren wegen seines schlechten Gesundheitszustandes in einem norddeutschen Pflegeheim. Er war wortkarg, mit einer Neigung zu humorvoll-trockenen Ein-Satz-Antworten. Kurt Z. war Vater zweier Kinder, jedoch geschieden. Zu den Angehörigen bestanden offenbar seit langem keinerlei Kontakte mehr.

Kurt Z. hatte früher in seiner Freizeit viel Alkohol konsumiert. Als Folge war es zu einer Gehirnschädigung gekommen, die sich in demenz-artigen Verhaltensweisen äußerte (siehe Anmerkungen). Etwa drei Jahre vor seinem Tod bekam Kurt Z. außerdem einen Schlaganfall, als dessen Folge ein Bein geschwächt blieb. Er litt zudem an Harn- und Stuhlinkontinenz. Das Pflegeteam musste die Inkontinenzvorlagen täglich bis zu fünf Mal wechseln. Damit nicht genug: Bei einem Krankenhausaufenthalt stellten Ärzt:innen eines Tages einen ausgedehnten, beidseitigen Lungenkrebs mit zahlreichen Metastasen in Leber und Gehirn fest – wohl eine Folge seines chronisch-hohen Nikotinkonsums. Das ärztliche Team entschied sich dagegen, noch spezifische Therapieversuche zu unternehmen. Es wurde eine palliative Betreuung beschlossen.

Kein Interesse mehr am Essen

Der Patient gab auch nach der Diagnose des Lungenkarzinoms bei häufigen Nachfragen seines Hausarztes und der ihn betreuenden Pflegefachleute an, er habe nie Schmerzen. Da er schon seit Monaten kein Interesse mehr am Essen hatte, magerte er ab, doch er konnte mit kleinen Mengen hochkalorischer Flüssigkeitsnahrung ausreichend versorgt werden. Er blieb zunächst noch gehfähig und setzte sich gerne in den Speisesaal. Wurde er gebeten, etwas zu sich zu nehmen, reagierte er aber oft aggressiv. Sein Zustand blieb nach der Krebsdiagnose zunächst einigermaßen stabil. Doch nach einigen Monaten bekam der Patient als Folge der Hirnmetastasen einen generalisierten Krampfanfall. Anschließend blieb er fast nur noch in seinem Zimmer, meistens im Bett. Er schien, nach seinen knappen Äußerungen zu schließen, diesen Zustand stoisch hinzunehmen und behauptete weiterhin, keinerlei Schmerzen zu haben.

Eines Tages stellte sich heraus, dass Kurt Z. kaum noch Nahrung aufnehmen konnte und wollte. Wir haben keine Hinweise dafür, dass dies auf einem klaren Beschluss beruhte, das Leben zu beenden. Er hatte niemanden gefragt, sondern ganz für sich entschieden. Es ist wohl von einer spontanen, mehr oder minder unreflektierten Entscheidung auszugehen. Auch gegenüber dem Arzt, zu dem ein vertrauensvolles Verhältnis bestand, hatte er keine Andeutung gemacht, dass er nun sterben wolle. Es stellt sich die Frage, ob man hier von einem spontanen Beschluss zum Sterbefasten sprechen kann. Jedenfalls kann nicht mit Sicherheit behauptet werden, der Patient habe deshalb nicht mehr gegessen und getrunken, weil er bereits im Sterben gelegen habe.

Als die Situation dem Arzt und den Pflegenden klar geworden war, wurde der gerichtlich bestellte Betreuer konsultiert, der seit längerem alle Angelegenheiten regelte, die Kurt Z. selbst nicht mehr entscheiden konnte. Die Angehörigen einzubeziehen lag fern, da kein Kontakt mehr zu ihnen bestand. Der Arzt war damit einverstanden, den Patienten gewähren zu lassen und ihn nur noch pflegerisch respektive palliativmedizinisch zu betreuen. Das Heim wünschte daraufhin eine palliative Unterstützung bei der Versorgung des Sterbenden. Bei der »Spezialisierten ambulanten Palliativ-Versorgung« (SAPV), einem regionalen Verbund von Klinik, Hausarzt, Palliative-Care-Team sowie auf Wunsch ambulantem Hospizdienst, sah man hierfür allerdings keine Indikation und lehnte ab. Wahrscheinlich konstatierte der SAPV keine Leiden, die auf die diversen körperlichen Schäden zurückzuführen waren und hätten behandelt werden müssen; und den Risiken des nun begonnenen Verzichts auf Essen und Trinken maß er offenbar keine erhebliche Bedeutung bei.

Ein kurzes Sterben

Arzt und Pflegende erkannten angesichts der Tatsache, dass der Patient nicht mehr aß und trank, offenbar rechtzeitig, dass nun eine neue Situation mit besonderen Anforderungen eingetreten war. Die Mundpflege erfolgte kompetent und regelmäßig, etwa alle ein bis zwei Stunden. Ein wiederkehrendes Problem war allerdings, dass sich den Pflegenden die Sorge, der Patient leide unter Schmerzen, nicht nehmen ließ. Der Arzt, der den Sterbenden fast jeden Tag besuchte, sprach auch immer wieder mit den Pflegekräften, um diese zu beruhigen. Wohl auch deshalb unterblieb der bei Heimen in solchen Situationen nicht seltene Vorschlag, noch eine Flüssigkeitssubstitution zu versuchen.

Kurt Z. verringerte die Aufnahme von Nahrung und Flüssigkeit im Verlauf der ersten drei Tage nach und nach und stellte sie dann gänzlich ein. Am zweiten Tag erlitt er mehrere generalisierte Krampfanfälle, die aber mit Diazepam gut behandelt werden konnten. Danach waren die Puls- und Atemfrequenzen die meiste Zeit erhöht. Am sechsten Tag reagierte er auf Ansprache bereits nur noch mit Augenzucken. Tags darauf verstarb Kurt Z. vollkommen friedlich im Schlaf.

Anmerkungen

Der Pariser Wissenschaftler Michaël Schwarzinger, der in Frankreich in Krankenhäusern eine umfassende Langzeit-Beobachtungsstudie durchgeführt hat, sagte 2018: »Die Verbindung zwischen Demenz und Alkoholkonsum bedarf zwar noch weiterer Forschung, höchstwahrscheinlich jedoch führt Alkohol zu dauerhaften strukturellen und funktionellen Hirnschäden.« Schwarzinger hatte die Krankenakten von über 30 Millionen Franzosen ausgewertet (Contribution of alcohol use disorder to the burden of dementia in France 2008–13: a nationwide restrospective cohort study, The Lancet Public Health, 1. März 2018).

Wir haben es hier offensichtlich mit einem Grenzfall zu tun. Manche werden vermuten, dass bei diesem Patienten die Sterbephase begonnen hatte. Es war jedenfalls insofern ein freiwilliger Verzicht auf Nahrung und Flüssigkeit, als der Patient zur Aufnahme noch physisch in der Lage gewesen wäre. Andererseits fehlte ihm schon lange (seit über einem Jahr vor seinem Sterben) jeglicher Appetit, auch auf Getränke. Eine klare Einsicht in sein Handeln hatte er wohl nicht mehr, aber sein gänzliches Aufhören mit Essen und Trinken entsprang nicht etwa einer unbewussten, womöglich bedrängenden Vorstellung. Auch gab es keinerlei Fremdbeeinflussung. Eine Hauptursache für die Unsicherheiten einer Beurteilung liegt darin, dass der Patient schon seit langem kaum noch redete.

Quellen

Persönliche Mitteilung des Arztes, der den Patienten betreut hatte (Facharzt für Allgemeinmedizin mit Zusatzqualifikation für hausärztliche Palliativmedizin)
Diese Fallbeschreibung wurde in deutscher Sprache erstmals in anderer Form auf der Website www.sterbefasten.org veröffentlicht.

Fall 19: Eine dramatische Leidensgeschichte am Lebensende

Der Entschluss, mit Sterbefasten aus dem Leben zu scheiden, kam sehr spät. Mehr als ein Jahrzehnt des Leidens war vorausgegangen, als sich Frau B. – wenige Wochen, bevor sie ihr 86. Lebensjahr vollendet hätte – entschloss, ihr Leben nun zu beenden.

Frau B. war schon an die zehn Jahre verwitwet, wohlhabend und lebte bereits seit über zehn Jahren in einer teuren Seniorenresidenz in einer Großstadt in Oberbayern. Sie war eine gepflegte Erscheinung und sehr auf eine aufrechte und autonome Haltung bedacht. Obwohl die Kinder kaum weiter als eine Autostunde von ihr entfernt wohnten, kümmerten sie sich fast gar nicht um sie. Auch mit den Enkelkindern gab es kaum Kontakt. Darunter litt Frau B. sehr. Zudem war einer der Söhne in jungen Jahren verstorben und die Erinnerung daran bereitete ihr immer wieder Zeiten tiefer Traurigkeit.

Pflege und Betreuung in der Seniorenresidenz empfand Frau B. als eher mittelmäßig, und trotz eines eigenen schönen Zimmers bewertete sie ihre Lebensqualität deutlich als eingeschränkt. Es gab viel Zuwendung seitens einer Krankengymnastin, die anfangs wöchentlich, in den letzten Lebensmonaten von Frau B. aber mehrmals pro Woche vorbeischaute. Sonst gab es wohl nur wenige, möglicherweise gar keine weiteren Besuche. In den ersten Jahren suchten einige der Pflegenden öfters das Gespräch mit ihr, unter anderem auch, um eigene Sorgen auszubreiten. Als sie eines Tages einen Schlaganfall erlitt, wurde bei Frau B. eine Aphasie (erhebliche Beeinträchtigung oder Verlust des Sprechvermögens) diagnostiziert. Da ihr das Sprechen nun sehr schwerfiel, brachen die zwischenmenschlichen und sozialen Kontakte vonseiten der Pflegenden fast schlagartig und nahezu vollständig ab. Frau B. weigerte sich nun auch ihrerseits, mit den Pflegenden intensiver zu kommunizieren, hielt aber mit der Krankengymnastin den Kontakt unverändert aufrecht.

Eine fatale Fehldiagnose …

Bereits früher hatte Frau B. eine schwierige Zeit erleben müssen. Vor etwa zehn Jahren hatte sich bei ihr eine linksseitige motorische Störung gezeigt, die als neurodegenerative Erkrankung diagnostiziert wurde. Sie erhielt daraufhin fast fünf Jahre lang Medikamente, deren teils starken Nebenwirkungen für die Patienten sehr belastend sein können. Rückblickend erwies sich diese Diagnose aber als fataler Irrtum – eher könnte es sich um einen ersten, kleinen Schlaganfall gehandelt haben. Die Fehldiagnose wurde durch einen Zufall offenkundig, als Frau B. nach einem Sturz in eine Klinik eingeliefert werden musste und alle Mittel plötzlich abgesetzt wurden. Eine gefährliche Situation: Der abrupte, vollständige Entzug von Medikamenten, die in den Gehirnstoffwechsel eingreifen und deshalb ganz langsam abgesetzt werden sollten, bereitete Frau B. jedenfalls für mehrere Monate große Probleme. Sie war zunächst unfähig, sich zu bewegen, was sich dann aber durch sehr intensive Physiotherapie weitgehend wieder beheben ließ. Anschließend lebte sie einige Jahre »nahezu gesund« weiter. In den letzten zwei, drei Jahren vor dem Sterbefasten äußerte sie jedoch immer wieder, dass ihr Leben eigentlich sinnlos geworden sei und sie es nun beenden könnte.

... und ein erster »Hungerstreik«

Nach einem familieninternen Streit, den sie als unerträglich empfunden hatte, trat Frau B. im Dezember eines Tages ganz plötzlich in einen »Hungerstreik«, offensichtlich um ihr Leben zu beenden. Sie bekam daraufhin Bauchschmerzen, so dass sie zwecks klinischer Abklärung in ein Krankenhaus eingewiesen wurde. Im Krankenhaus wurde sie zunächst über eine Nasensonde ernährt. Dann wurde eine PEG gelegt, die eine künstliche Ernährung direkt über den Magen-Darm-Trakt ermöglichte; auch erhielt sie einen Blasenkatheter. Da Frau B. die ganze Zeit ansprechbar war, bestand kein Bedarf, ihre Patientenverfügung zur Kenntnis zu nehmen, in der solche Maßnahmen klar abgelehnt wurden. »Es ist mir nicht recht klar, warum sie dem allem zustimmte, obwohl sie die Absicht zu sterben bekundet hatte. Vermutlich fühlte sie sich von den Ärzt:innen und Pflegenden einfach überrumpelt. Vielleicht hatte Frau B. das Legen der PEG als diagnostische Maßnahme missverstanden und sich deshalb nicht dagegen gewehrt«, meinte rückblickend die Krankengymnastin.

Kurz vor Weihnachten befand sie sich dann wieder in der Seniorenresidenz, musste dort aber auf die Pflegestation verlegt werden. Sie ließ die künstliche Ernährung über die PEG weiterhin zu und nahm auch etwas Nahrung oral auf. Sie litt aber sichtlich unter der Situation – nicht zuletzt, da sie nun Einlagen benötigte.

Die Situation verschlimmert sich

Frau B. erlitt einige Monate später erneut einen Schlaganfall, der zu einer linksseitigen Lähmung mit vollständiger Aphasie führte. »Ihr Gesicht war dementsprechend entstellt, was für sie sehr beschämend war. Dies, aber auch ihr ganzer Charakter, sprachen dagegen, dass sie jetzt oder später einem Antrag auf hospizliche Betreuung zustimmen würde«, erinnerte sich die Krankengymnastin. Frau B. blieb weiterhin bei klarem Bewusstsein und war durchaus entscheidungsfähig. Sie konnte mit Gesten oder schriftlich auf Fragen reagieren. Wenn sie etwas verlangen oder klarmachen wollte, schrieb sie das auf einen Zettel.

Sie entschied sich nun, definitiv aus dem Leben zu scheiden und äußerte dies klar. Wiederholt schrieb sie dies auf Zettel für die Pflegenden. Weder die Heimleitung noch der behandelnde Arzt sahen sich jedoch veranlasst, Frau B. nunmehr darüber zu informieren, dass sie das Leben in Würde und ohne erhebliches Leiden vorzeitig beenden könne, wenn die künstliche Ernährung eingestellt würde. Die Versorgung durch die PEG wurde folglich fortgeführt.

Eines Tages entfernte Frau B. die PEG eigenhändig. Zuvor hatte sie schriftlich bekundet, sie werde sich die PEG entfernen, wenn deren Nutzung nicht eingestellt werde. Die Pflegenden und der Arzt sahen nunmehr ein, dass Frau B. wirklich zum Sterben entschlossen war, und entschieden sich gegen weitere lebensverlängernde Maßnahmen. Das Vormundschaftsgericht wurde über die Situation informiert. Die Behörde nahm die Angelegenheit zur Kenntnis, erhob keine Einwände und informierte die Angehörigen, die sich aber anscheinend weiterhin so gut wie nicht um die im Sterben liegende Mutter kümmerten.

Ein schwieriger Verlauf

Frau B. entwickelte nun paradoxerweise ein extremes Bedürfnis zu trinken. Auch bat sie immer wieder um kleine Mengen Schokoladeneis, das bekanntlich eine der kalorienreichsten Speiseeissorten ist. Diese Situation währte gut einen Monat lang. Es wurde ihr dann aber doch klar – wohl auch durch Hinweise ihres Arztes –, dass sie auf diese Weise noch nicht so bald sterben werde. Ganz plötzlich und ohne große Kenntnisse über das Sterbefasten und dessen Ablauf fasste sie daher eines Tages den Entschluss, Essen und Trinken gänzlich einzustellen.

Die Mundpflege der Sterbenden war nicht immer optimal. Weil sie schon sehr lange das Bett nicht mehr verlassen hatte und offenbar nicht allzu oft umgelagert worden war, litt Frau B. in den letzten Wochen ihres Lebens an einem größeren Dekubitus (einem Druckgeschwür), der erheblichen Gestank verbreitete. Zwar war ihr eine Antidekubitus-Matratze angeboten worden, doch lehnte sie diese ab, weil sie damit früher bereits ihre Erfahrungen gemacht hatte und besonders das Motorengeräusch als unerträgliche Störung empfand.

In dieser letzten Zeit erkannte Frau B. noch die ihr vertrauten Personen und eine teilweise Kommunikation mit Gesten war noch möglich. »Während ihrer letzten Woche quälte Frau B. die Angst vor dem Tode wohl sehr«, mutmaßte die Krankengymnastin. Unter diesen Angstzuständen hatte sie auch zuvor des Öfteren gelitten. Der Arzt verordnete ihr nun für einige Tage Morphium, was die Situation insgesamt erträglicher machte. Andererseits hatte dies negative Auswirkungen auf die Atmung – war vielleicht die Dosis etwas zu hoch angesetzt worden? Frau B. blieb dann glücklicherweise auch nach dem Absetzen des Morphiums in einer gelösten Verfassung und glitt alsbald in einen friedlichen Dämmerzustand. Sie war nun nicht mehr ansprechbar und wachte nicht mehr auf. Der komplette Verzicht auf Nahrung und Flüssigkeit hatte insgesamt acht Tage gedauert.

Nach Meinung der Informantin dürfte Frau B. ihren Weg aus dem Leben wohl kaum als würdevoll bewertet haben.

Anmerkung

Die Gabe von Morphin in einer derartigen Situation führt nicht immer zu dem erhofften Ergebnis. Andere Ärzt:innen hätten möglicherweise stattdessen ein Benzodiazepin verabreicht.

Quelle

Christian Walther gemäß wiederholten Mitteilungen der Therapeutin, die sich um Frau B. intensiv gekümmert hatte.

Fall 20: Nach 15 Jahren Parkinson-Syndrom: Entschluss zum Sterbefasten

Nach 15 Jahre langem Kampf gegen die Parkinson-Krankheit entschloss sich ein 65-jähriger Lehrer, sein Leben zu beenden. Weil in seiner Heimatstadt Walla Walla im US-Bundesstaat Washington ein assistierter Suizid nicht möglich war, begann er konsequent, auf Nahrung- und Flüssigkeitsaufnahme zu verzichten. Unterstützt wurde er von seiner Frau und seiner Familie.

Bei seinen Schülern war er sehr beliebt; sie gaben ihm den Nickname (Spitznamen) »Mr. C.«. »Bei ihm machte das Lernen Spaß«, schrieb seine ehemalige Schülerin Rachelle. Er war ein Naturmensch, liebte es, zu wandern und zu campen. »Er war bekannt für seine Integrität, seine harte Arbeit und seine Liebe zu anderen«, heißt es in seinem Nachruf. So lange es ging, zog es ihn jeden Sommer nach Alaska, wo er regelmäßig jagte und sogar drei Jagdtrophäen der in den USA bekannten Jagdvereinigung Boone and Crockett gewann. In der Bristol Bay in Alaska baute und verkaufte er in den Sommerferien seit über 40 Jahren professionelle Fiberglas-Fischerboote, wobei ihm im Laufe der Jahre seine ganze Familie half.

1978 hatte er die etwas jüngere Donna geheiratet, die er während des Studiums an der Universität von Walla Walla kennengelernt hatte und die ebenfalls Lehrerin war. Auf dem Farmland seiner Eltern baute er morgens vor und abends nach dem Unterricht stundenlang an dem stattlichen Haus, das sie später bewohnten. Jahrzehntelang war Mr. C. bei der freiwilligen Feuerwehr der County-Hauptstadt Walla Walla, zuletzt im Rang eines Leutnants.

Die Krankheit zeigt sich

Doch dann fühlte sich der bisher stets so aktive Mittvierziger auf einmal zwischendurch müde. Diesen ersten Krankheitsanzeichen schenkte Mr. C. jedoch keine große Beachtung. Gelegentliche, unerklärliche Schmerzen waren ihm zwar lästig, aber sie störten seinen Tatendrang nur wenig. Doch dann, mit 49 Jahren, erhielt er überraschend die Diagnose Morbus Parkinson. Mit dem ihm eigenen Elan nahm Mr. C. den Kampf gegen die Krankheit auf. »Er kämpfte so hart wie möglich«, erzählte seine Frau Donna, »er marschierte jeden Tag und trainierte.«

Im Laufe von elf Jahren wurde Mr. C. insgesamt neun Mal operiert. 2009 wurde sogar eine tiefe Hirnstimulation eingesetzt, ein Draht, der von einem Schrittmacher bis ins Hirn führt und gezielt gewisse Hirnregionen mit elektrischen Impulsen reizt. Dies alles ermöglichte es ihm, wenn auch mit viel Anstrengung, sein gewohntes Leben weiterzuführen. Fünf, sechs weitere Jahre seien ihm so geschenkt worden, meint seine Frau. Doch als er in derselben Woche das Fischen und sein Engagement als Feuerwehrmann gleichzeitig aufgab und danach meist zuhause blieb, habe die Familie gemerkt, dass die Parkinson-Krankheit nun schwerwiegend wurde.

Das Lebensende planen

Im Rückblick stellt Donna C. fest, dass ihr Mann nun das Ende seines Lebens plante: »Er wollte mich nicht belasten, er wollte unser Geld nicht für seine Krankheit ausgeben und er wollte auf keinen Fall in ein Pflegeheim.« Als 2008 im US-Bundesstaat Washington das Gesetz »Death with Dignity« in Kraft trat, war Mr. C. sehr erfreut gewesen. Er war überzeugt davon, dass er, sobald seine Parkinson-Krankheit sich verschlimmere, mit Hilfe eines Medikaments aus dem Leben scheiden könne. Es zeigte sich dann aber, dass das Krankenhaus diesen gesetzlich erlaubten Weg aus religiösen Gründen ablehnte und im ganzen Distrikt auch kein Arzt zu finden war, der das tödliche Rezept ausstellen wollte (siehe Anmerkungen). Mr. C. und seine Frau informierten sich daraufhin über die Möglichkeit, durch Verzicht auf Nahrung und Flüssigkeit zu sterben.

Nach einer Fußoperation im September 2018 musste Mr. C. für zehn Tage zur Erholung in ein Heim. Dort verschlechterte sich sein Zustand rapide, alle Krankheitssymptome wurden stärker und seine kognitiven Fähigkeiten verschlechterten sich unübersehbar. Er sprach kaum noch. So wurde er zurückgebracht ins St. Mary Medical Centre, dem einzigen örtlichen Krankenhaus. Dort hörte er auf zu essen. Donna erkannte, dass ihr Mann nun durch FVNF sterben wollte. Tags darauf wurde er nach Hause verlegt, nicht zuletzt, weil ein Sterbefasten in dieser katholisch geprägten Klinik nicht möglich war.

»Wage es nicht, mir Wasser zu geben!«, sagte Mr. C. zu seiner Frau, die seinen Entschluss, zu sterben, schon länger akzeptiert hatte. Weil er nicht mehr trinken konnte oder wollte, konnte er auch seine Parkinson-Medikamente nicht mehr einnehmen. Keine der Nebenwirkungen des Verzichts auf Flüssigkeitsaufnahme, die er und seine Familie aufgrund anderer Beispiele erwartet hatten, stellte sich ein. Nach zwölf Tagen ohne Flüssigkeit und Nahrung starb Mr. C. am 7. Oktober 2018 friedlich im Kreise seiner Familie.

Anmerkungen

Die County-Hauptstadt Walla Walla hatte ursprünglich zwei Krankenhäuser: Neben dem katholischen St. Mary Medical Centre gab es über 100 Jahre lang auch das von Adventist Health eher liberal geführte Walla Walla General Hospital, das aber 2017 nach finanziellen Schwierigkeiten geschlossen wurde. Im Distrikt Walla Walla mit etwas über 60 000 Einwohnern konnten nicht mehr gleichzeitig zwei Krankenhäuser gewinnbringend betrieben werden.

Gegenwärtig haben über zehn US-Bundesstaaten ein besonderes Gesetz: Schwer kranken Menschen, die wahrscheinlich nicht mehr länger als sechs Monate zu leben haben, ist es grundsätzlich erlaubt, unter gewissen Bedingungen zu sterben – mit einer tödlichen Dosis eines Medikaments, das ein Arzt verschreiben muss. Im US-Bundesstaat Washington wurde das »Death with Dignity«-Gesetz 2008 in einer Abstimmung angenommen. In der Praxis zeigte sich aber, dass etliche Ärzt:innen und Krankenhäuser diese Hilfe verweigern, wie dies in Walla Walla der Fall war. Bei Mr. C. war deshalb auch nicht abgeklärt worden, ob er noch eine Lebenserwartung von mehr als sechs Monaten und womöglich ohnehin keinen Anspruch auf ärztliche Suizidhilfe gehabt hätte.

Diese Barrieren gelte es abzubauen, fand ein republikanischer Abgeordneter. Er griff daher nach dem Tod von Mr. C. den Fall auf; Donna C. konnte vor einem Komitee die Leidensgeschichte ihres Mannes ausführlich beschreiben. Am 12. Januar 2022 präzisierte das Abgeordnetenhaus die Regeln, so dass es nun möglicherweise für sterbewillige Schwerkranke leichter ist, einen Arzt, eine Ärztin oder ein Krankenhaus zu finden, die Hilfe anbieten.

Quellen

Herring-Groseclose Funeral Home »Obituary«, www.herringgroseclose.com/obituary
Sheila Hagar »Choosing death during a life with debilitating disease«. Walla Walla Union-Bulletin, 20. Oktober 2019
Sheila Hagar »Local Lawmaker seeks new look at WA's Death with Dignity Act«. Walla Walla Union-Bulletin, 29. Januar 2020
http://skylerrude.houserepublicans.wa.gov/2020/01/28/rep-skyler-rude-introduces-legislation-relating-to-washington-states-death-with-dignity-act/ (Zugriff am 21.08.2025)
https://endoflifewa.org/news/Washington-house-approves-bill-to-improve-access-to-death-with-dignity-act/ (Zugriff am 21.08.2025)

Fall 21: Sein Entschluss überraschte alle, ermöglichte aber ein intensives Abschiednehmen

Nach eigener Aussage hatte er ein »abgerundetes, glückliches Leben«. Zur Überraschung seiner Angehörigen entschloss sich der 85-jährige Paul M. eines Tages, auf Nahrung und

Flüssigkeit zu verzichten, um sterben zu können. Nach einer kurzen Zeit mit klärenden Gesprächen und nach längeren, zum Teil heftigen internen Diskussionen konnte die Familie seinen selbstbestimmten Entschluss akzeptieren und war bereit, »mit Paul diesen Weg zu gehen«. Es ergab sich eine intensive Zeit des Abschiednehmens.

Beruflich hatte Paul M. sich als Gemeinde-Ingenieur engagiert und eingesetzt für nachhaltige Projekte vor allem auf kommunaler Ebene. Aber auch kantonal und national hatte Paul M. vieles politisch durchsetzen und verwirklichen können. Später, als Lehrer an einem Technikum im Fach Siedlungsplanung, hatte er praxisnah unterrichtet und die Studierenden zu sorgfältigem Arbeiten motiviert. Paul M. war ein vielseitig interessierter, gebildeter Mensch, der es gewohnt war, nicht nur in seinem Beruf als Diplom-Ingenieur, sondern auch in unterschiedlichsten Lebenssituationen sehr selbständig klare Entscheidungen zu fällen.

Er musizierte gerne im privaten Kreis und im Pensionsalter erstellte er im Internet leidenschaftlich Dokumentationen und Webseiten. Er führte eine Art erweitertes Tagebuch mit Einträgen, Fotos und Videos zu Familienfesten und -ereignissen, zu Ausflügen und Reisen. Die umfassende Familienchronik und Einträge über alles, was ihn bewegte und was er seinen Nachkommen erhalten wollte, umfasst auch wissenschaftliche Beiträge aus seinem Berufsleben, kleine Berichte von Wanderungen oder seiner politischen Tätigkeit auf Gemeindeebene, aber auch von Reisen, Ausstellungen, Radiosendungen oder Konzerten. Hinweise auf historische Landkarten oder eine Anleitung, wie man eine Wespenfalle baut, gehören ebenfalls zum digitalen Sammelsurium aus seinem erfüllten Leben.

Ein plötzlicher Entschluss

Eine altersbedingte Vergesslichkeit beunruhigte Paul M. gelegentlich. Auch machten ihm seine Augen Sorgen, ließ doch seine Sehkraft langsam nach. Nach mehreren gut verlaufenen Augenoperationen stand eine nächste an – konnte er wohl danach wieder vor dem Bildschirm sitzen? Sonst war der noch rüstige Mann bei recht guter Gesundheit. Es gab jedoch ein paar medizinische »Sörgeli« – unter anderem ein gelegentlicher Schwindel – sowie eine Vorstufe von Hautkrebs, die aber seit Jahren gut behandelt wurde. Daher sorgte er sich vor abnehmender Lebensqualität, ja vor dem Verlust von Lebenssinn. Was, wenn Spaziergänge, Fahrten mit dem Öffentlichen Verkehr ohne Begleitung und das Musizieren irgendwann gar nicht mehr möglich wären?

Er setzte sich nun öfters mit dem Sterben und dem Tod auseinander und diskutierte auch mit seinen Angehörigen darüber – mit seiner Frau, der Tochter und den beiden Söhnen, bei Gelegenheit sogar mit den sechs Enkelkindern. Einerseits wünschte er sich keine lange Pflegezeit, andererseits lehnte er aber auch einen schnellen Tod mit EXIT ab. Angeregt durch einen Artikel des ehemaligen Zürcher Stadtarztes Albert Wettstein interessierte er sich fürs Sterbefasten. Einer seiner Söhne recherchierte im Internet und erzählte ihm dann von den Fallbeispielen auf der Website www.sterbefasten.org, die ihn sehr beeindruckten. Das Sterbefasten, so stellte er fest, erlaube ein »natürliches« Sterben und ein intensives Abschiednehmen von den Angehörigen. Anscheinend starben schon früher Menschen auf diese

Weise, ohne großes Aufsehen und ohne, dass dies Sterbefasten genannt worden wäre.

Montag, 4. September 2017, früh am Morgen: Nach einigen Tagen Durchfall (vermutlich wegen einer Virusinfektion) hatte Paul eine Art Vision oder Tagtraum vom Sterben. Dies löste gute Gefühle aus und Paul entschloss sich, mit dem Sterbefasten zu beginnen. Sein leerer Magen schien ihm ein gutes Startsignal zu sein. Als ihm seine Frau eine Tasse Tee brachte, lehnte er diese ab und sagt, er wolle nun nicht mehr essen und trinken. »Ja willst du denn sterben?«, fragte die Ehefrau überrascht. Ja, erwiderte er, das sei sein Entschluss.

Später setzte sich Paul M. wie gewohnt an seinen Computer. Dann legte er sich wieder ins Bett und bat seinen Sohn: »Kannst du den Vorhang öffnen, damit mich die Sonne wärmt, ich habe kalte Füße.« Ob er eine Bettflasche wolle, fragte sein Sohn. Paul M. schmunzelte: »Aber ich habe doch gesagt, dass ich keine lebensverlängernden Maßnahmen möchte!« Von seiner Entscheidung, schon jetzt mit Sterbefasten sein Leben zu beenden, war die Familie zuerst schockiert. Am Abend kam der Hausarzt vorbei, der meinte, einen solchen Fall habe er noch nie gehabt – einen Menschen, der in einem so guten gesundheitlichen Zustand mit Sterbefasten beginnen möchte. Das Herz schlage gut und stark. Der Arzt diskutierte ausgiebig mit seinem langjährigen Patienten und den Angehörigen, klärte über die medizinischen Aspekte des Sterbefastens auf und wies daraufhin, dass in den ersten Tagen ein Abbruch des FVNF ohne bleibende Schäden möglich ist. Auf jeden Fall bot er seine Unterstützung an.

Am Morgen des nächsten Tages brachte die im Teenageralter stehende Enkelin ihrem Großvater eine Zeichnung und einen Blumenstrauß. Auf Bitte der Familie kam eine Nachbarin, die als Pflegerin in einem Palliative-Care-Team arbeitet, zu einem aufklärenden Gespräch vorbei. Im Zürcher Oberland besteht nämlich seit einigen Jahren ein mobiles Palliative-Care-Team, das, wenn nötig, rund um die Uhr Patienten zu Hause betreut. Alle saßen am Tisch und besprachen mit Paul seinen Plan vom terminalen Fasten, wie es in der Schweiz zuweilen auch genannt wird. Nach Abklärungen erhielt die Familie die Zusage, dass man sie unterstützen werde. Die Familie war sehr dankbar.

Die Schock-Starre weicht

»Die anfängliche Schock-Starre hat sich am Mittwoch gelöst«, notierte der jüngere Sohn tags darauf im digitalen Tagebuch. »Wir verstehen Paul und seine Entscheidung.« Diesen konnten die engsten Familienmitglieder zwar noch immer nicht ganz begreifen, doch sie akzeptierten nun Paul M.s Wunsch. Sie versuchten, seine Argumente und Überlegungen nachzuvollziehen und unterstützten ihn in der Folge auch moralisch auf seinem Weg. Wie sich aber bald herausstellte, war seine Patientenverfügung (PV) für ein Sterbefasten nicht geeignet und musste deshalb mit Hilfe eines Sohnes an die veränderte Situation angepasst werden. Ausdrücklich hielt Paul M. nun in der PV fest, dass er bei für ihn unangenehmen Situationen eine Sedierung wünsche. Der Palliativ-Arzt erstellte für Paul M. einen ärztlichen Notfallplan, in welchem die von Paul M. gewünschten medizinischen Maßnahmen dokumentiert werden. Der Arzt und Paul M. unterschrieben das Dokument (eine sogenannte Advance Care Planning, ACP; siehe Anmerkungen).

Den ganzen Tag erhielt Paul M. Besuch von engen Angehörigen, was ihn sehr freute. Am Nachmittag saß er einige Zeit vor dem Haus in der Sonne, den schwarzen Kater Nero auf dem Schoß. Ein Sohn notierte im Tagebuch: »Am Abend geht Paul ins Badezimmer. Sein Ritual: Glas randvoll mit kaltem Wasser füllen, Glas zum Mund und genüsslich gurgeln, Wasser herausspucken. Dreimal. Schlussendlich einen kleinen Schluck (10 ml) genießen. Glas abwaschen und zurückstellen. Das Gurgeln ›guuu‹ tönt genauso, wie Paul immer gegurgelt hat. Ein melodisches Geräusch.«

Eine Spitex-Organisation[7] wurde um Unterstützung gebeten. Aber auch die Angehörigen waren ab jetzt stark in die nötige Pflege eingebunden. Alle entschieden selbst, was sie gern tun wollten. So begleiteten sie Paul M. beispielsweise beim Duschen, halfen ihm, die Todesanzeige aufzusetzen, hörten mit ihm Musik, sangen für ihn und mit ihm, lasen aus seinen Tagebüchern vor oder waren einfach da. Auch die Enkelkinder im Alter zwischen 12 und 26 Jahren waren beim Abschiednehmen dabei, jedes auf seine eigene Art. Es wurde musiziert, auf der Gitarre, auf dem Klavier; es wurden Lieder gespielt, die Paul M. früher im Chor gesungen hatte.

Weil Paul M. nur rund 40 ml Flüssigkeit pro Tag einnahm, blieb trotz sorgfältiger Mundpflege (Befeuchtung mit Glyzerin-Präparat oder Butter, Crème auf die Lippen) ein trockener Mund, was für ihn sehr unangenehm war und sogar Schmerzen verursachte. Ein Luftbefeuchter und Gurgeln mit kaltem Wasser halfen, die Trockenheit etwas zu lindern. Paul M. redete gern mit seinen Angehörigen. Er erzählte auch Anekdoten von früher. Das Sprechen wurde allerdings immer mühsamer.

Zunehmende Einschränkungen

Von Tag zu Tag wurde Paul M. schwächer. Dennoch arbeitete er zusammen mit einigen seiner Angehörigen stundenlang an der Website, vervollständigte seinen Lebenslauf und die Geschichten aus dem Leben der Familie. Hie und da las er seine Mails. Nach ein paar Tagen des Fastens fragte ihn seine Tochter: »Erlebst du Zweifel oder Angst?« Paul M. blieb eine Weile ruhig und antwortete dann: »Diese Nacht habe ich Zweifel gehabt, ja. Aber Angst habe ich nicht.« Die Familie sammelte Steine und bemalte sie für die Abschiedsfeier. Paul sah sich die Steine an. Es war für alle eine intensive Zeit.

Die zunehmenden Einschränkungen während des Sterbefastens nahm Paul M. ohne zu klagen hin: Das Laufen wurde anstrengender, später saß er im Rollstuhl, am Schluss blieb er im Bett. Trotz allem war er guter Dinge, dankbar für alles und zeigte viel Humor. Damit die Ehefrau auch nachts entlastet wurde, schlief jetzt immer jemand im Besuchszimmer. So konnte Paul jederzeit mittels einer Glocke um Hilfe bitten. Am drittletzten Tag ließ er sich nochmals auf den Balkon fahren,

---

7 Abkürzung für »spitalexterne Hilfe und Pflege« in der Schweiz.

doch nach zehn Minuten wollte er wieder ins Bett. Er bedankte und verabschiedet sich bei allen.

Am zweitletzten Tag, dem 12. seines Fastens, wurde der Sterbende zunehmend unruhig, das Schlafen wurde schwierig, der Mund schmerzte, die Beine kribbelten, der Tod nahte. Paul M. wünschte sich für eine solche unangenehme Situation eine Sedierung und hatte dies im ärztlichen Notfallplan auch so festgehalten. Stimmig und nach einem nochmaligen Gespräch zwischen dem Sterbenden, seiner Frau und den Kindern wurde am Abend vom Arzt die Sedierung eingeleitet. Paul umarmte alle, dankte nochmals und legte sich bequem hin. Er schlief die ganze Nacht ruhig. Am nächsten Morgen saßen immer wieder Angehörige beim weiterhin schlafenden Paul. Eine Enkelin sang ein Lied. Am Mittag hörte Paul M. auf zu atmen. Einer der Söhne schrieb daraufhin ins digitale Tagebuch: »Paul ist vermutlich genauso gestorben, wie er sich das vorgestellt hat. Und jetzt liegt er da. Würdig und schön.«

Anmerkungen

Das von Arzt und Patient unterzeichnete Dokument ist das Ergebnis eines sogenannten Advance Care Planning (ACP). Dieses ersetzt die Patientenverfügung nicht, sondern ist ein Instrument für Menschen, die an einer fortschreitenden und letztlich tödlich verlaufenden Erkrankung leiden. Vorausschauend lassen sich in der ACP-Dokumentation für schwierige Situationen, die im Krankheitsverlauf typischerweise auftreten können, diejenigen Maßnahmen festhalten, die ergriffen werden sollen oder eben nicht.

Von der Verwendung Glyzerin-haltiger Präparate zur Mundpflege ist beim Sterbefasten eher abzuraten, da sie eine austrocknende Wirkung haben.

Quellen

Digitales Tagebuch des Verstorbenen und seiner Familie, ein längeres Gespräch mit Peter Kaufmann.

Die Familie ist überzeugt, dass Paul einverstanden wäre, dass seine Geschichte dokumentiert und veröffentlicht wird. Der vorliegende Text ist von der Familie autorisiert worden.

Diese Fallbeschreibung wurde erstmals in anderer, von der Familie autorisierter Form auf der Website www.sterbefasten.org veröffentlicht.

Im Buch »Umgang mit Sterbefasten« (Mabuse-Verlag 2019) von Christiane und Hans-Christoph zur Nieden ist der Fall von Paul M. ab Seite 95 ebenfalls ausführlich dargestellt.

Fall 22: Es kam anders als geplant

Albrecht F. erkrankte im 72. Lebensjahr an Krebs. Dem absehbar schlimmen Spätstadium wollte er durch ein genau geplantes Sterbefasten entgehen. Sein Leben endete schließlich auf etwas ungewöhnliche Weise in einem Hospiz.

Albrecht F. war ein sehr gewissenhafter, sehr gewinnender und zugleich sportlicher Mann. In jungen Jahren wäre er beinahe beim Drachenfliegen umgekommen. Aus einer Ehe, die zu seinem großen Bedauern später geschieden wurde, gingen ein Sohn und eine Tochter hervor. Lange Jahre arbeitete er in einer feinmechanischen Werkstatt erfolgreich an innovativen Projekten. Er liebte seinen Beruf und war ehrgeizig, ausdauernd und ein Perfektionist: Wenn zuweilen bei seinen Projekten unerwartet große Schwierigkeiten auftraten, kämpfte er sich beharrlich und verbissen durch. Er war anderen gegenüber stets hilfsbereit – als Fachmann wie als Mensch.

Ein besonderes Hobby war für ihn das ganze Jahr hindurch das Beobachten und Filmen von Vögeln. Im Ruhestand war es für ihn aber in der warmen Jahreszeit das größte Vergnügen, in einem Freibad an einem See im Voralpenland Gästen und deren Kindern bei sportlichen Vergnügungen wie dem Wasserski- und Wakeboard-Fahren behilflich zu sein (siehe Anmerkung 2). Er war daher dort äußerst beliebt.

Eine schlimme Diagnose

Nach einem Winter, in dem er dieses Vergnügen allerdings hatte entbehren müssen, bemerkte er immer deutlicher, dass er Schluckprobleme hatte; auch fühlte er sich insgesamt nicht mehr so recht wohl. Erst auf das Drängen seines Sohnes ließ er sich ärztlich untersuchen. Die Diagnose: Fortgeschrittener Speiseröhrenkrebs mit Metastasen in Magen und Leber. Auf diese Hiobsbotschaft reagierte Albrecht F. einerseits sehr niedergeschlagen, andererseits wollte er sich von dem zu erwartenden schlechten Verlauf nicht unterkriegen zu lassen. Eine Chemotherapie lehnte er ab, da man die Heilungsaussichten mit 50 Prozent einschätzte. Albrecht F. willigte jedoch in eine Operation ein, die ihm noch für mehrere Monate ein halbwegs normales Leben ermöglichen sollte: Er bekam eine »Stahlverbindung« in die Speiseröhre eingesetzt (siehe Anmerkung 3) und konnte somit weiterhin schlucken, durfte sich aber zum Schlafen nicht mehr richtig hinlegen. Es war abzusehen, dass ihm statt des wohlverdienten Ruhestands bestenfalls noch etwa ein Jahr zu leben vergönnt war.

Letzte Lebensphase geplant

Er nahm nun sein Schicksal entschlossen in die Hand und plante recht genau, wie das Leben zunächst weiter und dann zu Ende gehen sollte: Zunächst nahm er Kontakt mit einem Hospiz auf und erreichte dort die Zusage, dass er sich eines Tages aufnehmen lassen könne, um sein Leben vorzeitig durch Sterbefasten zu beenden (siehe auch Anmerkung 4). Nun arrangierte er Schritt für Schritt seinen »Rückzug«, gab Möbel und andere Dinge weg, besuchte aber auch immer wieder das Freibad, seine »zweite Heimat«, wo er sich, falls das möglich gewesen wäre, später auch gerne hätte beerdigen lassen. Seiner Verwandtschaft und seinen Freunden, aber auch weniger Nahestehenden erklärte er in souveräner Weise seine Situation und die Planung seiner letzten Lebensphase im Hinblick auf den zu erwartenden Tod.

Woher er vom Sterbefasten wusste, ist nicht bekannt. Zu vermuten ist zudem, dass er sich nicht eingehend mit dem Thema befasst hatte, obwohl es für ihn eine gänzlich einleuchtende Option zu sein schien. Mit seinen erwachsenen Kindern konnte er das Thema in aller Ruhe erörtern und diese zeigten für seinen Plan viel Verständnis, vielleicht auch wegen der drohenden Aussicht, dass es ihm in absehbarer Zeit nur noch schwer möglich sein könnte, Nahrung und Flüssigkeit zu sich zu nehmen. Sein Zustand verschlechterte sich zusehends. Gerne nahm Albrecht F. deshalb die Hilfe seiner zwei Kinder an, die ihn immer öfter besuchten und ihm halfen, wo es nötig wurde.

Viele Besuche im Hospiz

Etwa drei Monate nach seiner Operation wurde deutlich, dass er zu Hause nicht mehr länger mit seinen Beschwerden zurechtkommen würde, Albrecht F. verabschiedete sich nun von vielen Leuten – er organisierte sogar ein großes Fest, natürlich im Freibad! Danach ließ er sich ins Hospiz aufnehmen, was offenbar ohne Probleme möglich war. Man stellte ein Zusatzbett in sein Zimmer, und die beiden Kinder verbrachten in der Folge abwechselnd die Nächte dort, um dem Vater beizustehen. Immer noch stand er oft auf, ging allein zur Toilette, konnte aber schlecht schlafen und nachts benötigte er zusehends hygienische Handreichungen, nicht selten wegen Durchfall.

Im Hospiz wollte er dann eigentlich nur noch Besuche von der Familie und seiner besten Freundin empfangen – nicht zuletzt, damit man ihn so in Erinnerung behalten möge, wie man ihn bislang kannte. Die Pflegefachpersonen befolgten seinen Wunsch, alle abzuweisen. Doch dann wurde die »Besuchersperre« auf seinen Wunsch wieder gelockert, so dass etliche, ihm besonders nahestehende Leute vom See, von seinem Arbeitsplatz und aus seiner Nachbarschaft gelegentlich vorbeikommen durften. Er freute sich über diese Kontakte, auch wenn die Besuche kurz sein mussten, damit sie ihn nicht zu sehr anstrengten.

Die Freude über die ständigen Besuche und die sehr angenehme Versorgung und Betreuung im Hospiz hatten zur Folge, dass es ihm nicht leichtfiel, mit dem Sterbefasten konsequent zu beginnen. Er verzichtete zwar bald fast vollständig aufs Essen, trank aber weiterhin fast normale Mengen. Seine Kinder aßen in seiner Gegenwart nie etwas, um ihm das Sterbefasten nicht zusätzlich zu erschweren. Weil sich seine Situation nun in unabsehbarer Weise hinzog, blieb es nicht aus, dass er öfters niedergeschlagen war. Andererseits hatte er immer wieder noch Freude am Leben, obwohl sich sein Krebsleiden nach und nach verschlimmerte.

Essen und Trinken noch einmal gemeinsam genießen

In der dritten Woche nach dem Eintritt ins Hospiz kam es dann zu einem Umschwung: Der Arzt, der ihn gut betreute und oft mit ihm sprach, meinte, es mache nunmehr keinen großen zeitlichen Unterschied mehr, ob er durch Sterbefasten oder an seiner Erkrankung sterbe; man werde in jedem Falle weiterhin dafür sorgen, dass er wenig zu leiden habe. So entschloss er sich, das leibliche Leben jetzt noch einmal so gut es ging zu genießen: Auf seinen Wunsch hin wurde ihm ein kleiner Kühlschrank ins Zimmer gestellt, der sich bald mit leckeren Speisen und auch mit alkoholischen Getränken füllte, die ihm die Kinder zu besorgen hatten. Besucher lud er nun gerne zu gemeinsamem Speis' und Trank (vergleiche Anmerkung 5). Allerdings war sein Appetit nicht groß; zudem war sein Geschmackssinn doch schon recht eingeschränkt, so dass er nicht mehr alles, was er früher gern gemocht hatte, noch genießen konnte. Etwa vier Tage vor seinem Tod stellte er das Essen dann wieder ganz ein, weil das Schlucken nun extrem beschwerlich geworden war. In diesen letzten Tagen seines Lebens empfing er nur noch wenige Besuche.

Kinder waren erschöpft

Die beiden Kinder waren nach etwa vier Wochen nächtlicher Pflege und Betreuung psychisch wie körperlich völlig erschöpft – sie konnten einfach nicht mehr. Sie beschränkten sich deshalb von nun an auf häufige Besuche tagsüber. Auch die Freundin von Albrecht F. beteiligte sich intensiv an der Betreuung. Dessen Stimmung blieb wechselhaft. Als die Schmerzen dann immer weiter zunahmen und das Schlafen trotz der eingesetzten Mittel miserabel blieb, setzte man stärker sedierende Medikamente ein. Er döste nun häufig, war aber immer noch gut ansprechbar. Als die Dosierung dann gesteigert werden musste, stand er nachts doch noch gelegentlich auf und ging allein zur Toilette, wobei er allerdings gelegentlich beinahe stürzte.

Eines Morgens, als die Kinder den Vater besuchen wollten, wurden sie gebeten, noch eine Weile zu warten, da er noch schlief. Bald jedoch erschien eine Pflegefachfrau und teilte ihnen mit, dass der Vater soeben friedvoll gestorben sei. Insgesamt hatte er etwa sechs Wochen im Hospiz verbracht. Die Kinder waren zwar erleichtert, dass diese Leidensgeschichte nun zu Ende war, litten aber doch noch lange an dem Verlust. Ob ein konsequentes Sterbefasten für den Vater die bessere Wahl gewesen wäre – dazu hatten sie keine Meinung.

Anmerkungen

1. Name und einige Details geändert, um die Anonymität der Darstellung zu gewährleisten.
2. Das Wakeboard ist einem Snowboard vergleichbar. Die Sportler und Sportlerinnen halten ein Seil in den Händen, das zum Beispiel bei den Baggerseen mit einer Art Lift verbunden ist, der einem im Kreise über das Wasser zieht.
3. Mit »Stahlverbindung« bezeichnete der Verstorbene einen Stent, also einen Metall-Strumpf von ca. 25 mm Durchmesser, der im geschädigten Bereich der Speiseröhre von innen angelegt wird, diese stabilisiert und offenhält. Solchen Patienten wird empfohlen, mit etwas erhobenem Oberkörper zu schlafen.
4. Es ist sehr wahrscheinlich, dass durch Albrecht F. dieses Hospiz erstmalig mit dem Wunsch nach der Begleitung eines Sterbefastens konfrontiert wurde. In Deutschland und Österreich ist es, anders als in einigen Hospizen der Schweiz,

bislang keineswegs selbstverständlich, dass Patienten mit solch einem Wunsch problemlos ins Hospiz aufgenommen werden.
5. Generell gilt im Hospizwesen, dass man den Gästen, soweit irgend möglich, noch ihre ganz individuellen Wünsche erfüllt und allenfalls Alkohol- oder auch Nikotin-Genuss nicht verbietet.

Quellen

Gespräche des Sohns von Albrecht F. mit dem Buchautor Christian Walther sowie Nachfragen per Mail und in Telefongesprächen.

Fall 23: Sterbefasten als selbstbestimmte Verkürzung einer aussichtslosen Leidenszeit

Frau H. R., eine 54-jährige Schweizerin, entschloss sich in der letzten Phase ihres Krebsleidens zum Sterbefasten in einem Krankenhaus. Nach fast fünf Jahren Kampf gegen die tödliche Krankheit wollte sie »natürlich und überblickbar rasch sterben«. In der ihr verbleibenden Zeit verabschiedete sie sich bewusst und klar von ihrem Mann und den ihr nahestehenden Menschen.

Sie war eine eigenständige, starke und ausdauernde, zugleich sehr liebenswürdige und einfühlsame Frau: H. R. hatte einen Universitätsabschluss in Staatswissenschaften erworben und war dann viele Jahre in gehobener Stellung in kantonalen, später auch interkantonalen Institutionen tätig; jahrelang war sie die einzige Frau in einer ausgesprochenen Männerdomäne.

Schockierende Diagnosen

Ende 2015 wurde bei der erst 49-Jährigen ein Darmtumor im 4. Stadium festgestellt – eine schreckliche Diagnose. Es folgte ein Behandlungsmarathon mit Bestrahlungen, halbjährlicher Chemotherapie und dazwischen einer großen Darmoperation. Während der Rehabilitation konnte sie schon wieder ein wenig arbeiten. 2017 gelang H. R. sogar der Wiedereinstieg in ihre anspruchsvolle berufliche Führungsaufgabe. Doch im Frühjahr 2018 wurden Rezidive diagnostiziert. Eine zweite Chemotherapie sowie eine große Operation am Universitätsspital nach dem Therapiekonzept CRS/HIPEC (siehe Anmerkungen) waren nötig. Mit vorübergehendem Erfolg: Im Herbst 2019 kam es erneut zu Rezidiven und die Diagnose lautete nun »unheilbar«. Während der weiteren, rein palliativen Behandlung kam es 2020 zu zusätzlichen körperlichen Belastungen und Einschränkungen.

Aufgrund massiven Erbrechens trotz Magensonde und Spezialmedikamenten war zur Medikamenten-Neueinstellung ein stationärer Krankenhausaufenthalt im neuen Kantonsspital Frauenfeld notwendig geworden. Die Ärzt:innen sprachen zu diesem Zeitpunkt noch von einer möglichen Lebenserwartung von etwa vier bis sechs Wochen. Als nach einer Woche Spitalaufenthalt mit neuer Medikation keine Besserung des Erbrechens erreicht werden konnte, sagte H. R. am Samstagabend zu ihrem Mann, dass sie ihren aktuellen Zustand – ohne Aussicht auf Linderung der Beschwerden – nicht mehr aushalte und fragte ihn, welche Möglichkeiten es gebe, ihr Leben zu beenden. Da sie nicht Mitglied bei EXIT war, machte er sie auf die Möglichkeit des Sterbefastens aufmerksam. Der Ehemann hatte sich schon früher mit dieser Form des Sterbens auseinandergesetzt, hatte aber Vorbehalte gegen den Verzicht auf Nahrung und Flüssigkeit aus Sorge vor möglichen Halluzinationen und einer absehbaren Überforderung der Pflegenden zu Hause. Da seine Frau nun aber im Krankenhaus war, brauchte er sich deswegen keine großen Sorgen mehr zu machen.

Fester Entschluss, früher zu sterben

Bereits am Sonntagmorgen war für H. R. die Entscheidung vollkommen klar und sie teilte bei der Visite dem Chefarzt mit, dass sie möglichst bald ihr Leben beenden wolle und zwar mittels Sterbefasten, das sie angesichts ihres leidvollen Krankheitsverlaufs als eine »natürliche Beschleunigung« des Sterbens verstand. Der Chefarzt reagierte verständnisvoll und fragte nur nach, ob der Ehemann bereit sei, seine Frau während der Sterbefastenzeit vor Ort zu begleiten. Auf diese Zusage hin wurde sogleich ihre Dauerinfusion beendet und das Getränk auf dem Tisch entfernt. Ihrem Gatten wurde das zweite Bett im Doppelzimmer zum Übernachten angeboten. Rückblickend bewertete dieser die Pflege als durchwegs exzellent:»Alle Pflegefachpersonen und auch das ärztliche Personal waren sehr empathisch und rücksichtsvoll.«

Die ersten fünf Fastentage ging es H. R. deutlich besser, das Unwohlsein und Erbrechen waren seltener geworden. Etwa ab dem sechsten Tag musste sie dann aber manchmal ungeachtet des Flüssigkeitsverzichts erbrechen, vereinzelt auch im Schlaf. Trotz ihrer zunehmenden körperlichen Schwäche hatte sie anfänglich einen gesteigerten Bewegungsdrang. Zweimal stürzte sie, als sie aufstehen wollte, worauf Seitenteile zwecks Sicherung am Bett angebracht wurden. Sie hatte allerdings weiterhin ein dringendes Bedürfnis, sich zu bewegen oder gar aufzustehen.

Klärend und hilfreich

Der langsame und doch absehbar befristete Sterbeprozess half ihr, »natürlich und überblickbar rasch sterben zu können«, wie sie es selbst formulierte. So konnte sie sich in dieser Zeit, trotz massiver Corona-Einschränkungen, an einzelnen Tagen bewusst von Menschen verabschieden, die ihr sehr nahestanden. Die Mundpflege (etwa viermal täglich) konnte H. R. bis fast zum Schluss selbst erledigen. Am siebten Tag wurde der Durst jedoch überaus qualvoll und sie verlangte nach einem Glas Wasser. Nach längerer Diskussion stellte ihr Mann ihr ein halbvolles Glas hin. Nach intensivem innerem Kampf trank sie dann aber nichts.

»Tags darauf gedachten wir noch unseres 20. Hochzeitstages; meine Frau war noch bei vollem Bewusstsein.« Ab dem zehnten Tag wurde sie immer schläfriger, am elften Tag war sie kaum noch ansprechbar. H. R. schlief in der Nacht des zwölften Tages »friedlich hinüber«, ohne dass ihr Mann es bemerkte.

Im Rückblick stellt ihr Mann fest: »Nach Wochen und Monaten voller Ungewissheit und anspruchsvoller Pflege zu Hause, erlebte ich sowohl die Entscheidung zum Sterbefasten als auch dessen Ablauf im Umfeld des Spitals als sehr entlastend. Die Begleitung durch das Palliativ-Team half mir, die Fastenentwicklung einzuschätzen. Ich erlebte die zehn bewussten Fastentage meiner Frau nicht als schwierig, sondern als klärend und hilfreich für die Lebensphase unmittelbar vor dem Tod. Diese bewusste und langsam vergehende, gemeinsame Zeit, die ich noch an der Seite meiner Frau verbringen durfte, empfand ich als bereichernd. Wir freuten uns gemeinsam, neben allem Unverständnis über die bevorstehende, schmerzvolle Trennung auf die Erlösung von den massiven Beschwerden und das ›Hinübergehen können‹ meiner Frau ›zu einem allumfassenden, letztendlichen, liebenden Gott‹.«

Anmerkungen

CRS und HIPEC sind Bestandteile eines Therapiekonzepts des US-Chirurgen Paul Hendrick Sugarbaker für metastasierte, bösartige Tumore des Bauchraums. Dabei werden die Tumorherde operativ vollständig entfernt und anschließend die nicht sichtbaren Tumorreste mit einer hyperthermen Chemotherapie zerstört. Vor und nach dem Eingriff ist oft eine Chemotherapie nötig.

Viele Schweizer Krankenhäuser, Hospize und Altenheime stehen dem Sterbefasten positiv gegenüber. Es wird nicht als Suizid angesehen, sondern als eine legitime Möglichkeit schwer kranker Menschen, ihr Leiden und ihr Sterben selbstbestimmt zu verkürzen. Es gibt auch Altenheime, die nicht todkranke, aber lebenssatte alte Menschen pflegerisch unterstützen, wenn sie mit dem Verzicht auf Nahrung und Flüssigkeit ihr Leben beenden wollen.

Quelle

Schriftlicher Bericht des Ehemannes 2020. Präzisierungen per Mail.
Diese Fallbeschreibung wurde erstmals in anderer Form auf der Website www.sterbefasten.org veröffentlicht.

Fall 24: Schwere Demenz: Vorausverfügter Sterbewunsch erfüllt

Ist ein Sterbefasten auch in fortgeschrittener Demenz möglich? Der kalifornische Psychiater Stanley A. Terman setzt sich seit Jahren mit den Herausforderungen auseinander, die sich ergeben, wenn Menschen für den Fall einer Demenz wünschen, vorzeitig sterben zu können. In einer fortgeschrittenen Phase möchten sie dazu auf Nahrung und Flüssigkeit verzichten. Am Beispiel von Dr. Termans Patient Charles E. zeigen sich ethische und rechtliche Schwierigkeiten, die sich aus derartigen Plänen ergeben (siehe Anmerkung 1).

Charles E. war Buchhalter gewesen und erfreute sich viele Jahre eines angenehmen Ruhestandes. Als ihm 2009 wiederholt merkwürdige Dinge im Haushalt passierten und er immer öfter schnell vergaß, worüber er sich zum Beispiel mit seiner Frau gerade unterhalten hatte, dämmerte ihm, dass es nun wohl auch ihn treffen werde – das Abgleiten in eine Demenz. Er ließ sich nicht lange drängen und unterzog sich einer ärztlichen Untersuchung, die dem damals 84-Jährigen bescheinigte, was er befürchtet hatte. Vermutet wurde, dass es sich um die Alzheimerkrankheit handelte: dies wurde aber nicht weiter geprüft.

Für Charles war sofort klar, dass er nicht – wie so manche seiner Verwandten – lange Jahre in Demenz leben wollte. Doch er und seine Frau wussten: Wenn Menschen nicht mehr urteilsfähig sind, haben sie keine Möglichkeit mehr, sich für ein vorzeitiges Beenden des Lebens zu entscheiden. Viele werden irgendwann von den Angehörigen beziehungsweise von professionell Pflegenden von Hand mit Nahrung und Flüssigkeit versorgt, wenn sie ihre Mahlzeiten nicht mehr selbständig zu sich nehmen können. Diese Unterstützung kann das Leben – oder anders gesagt: das »Sterben«? – erheblich verlängern, oft um etliche Jahre, wobei es manchen Patienten noch relativ gut, anderen, beispielsweise wegen hinzukommender Leiden oder Gebrechen, eher schlecht geht (vergleiche Anmerkung 2).

Gründliche Vorbereitungen

Sowohl Charles als auch seine Frau, die früher von ihm bereits alle Vollmachten bekommen hatte, fürchteten jedoch diese Aussicht. Charles Frau stieß nun auf die Webseite »Caring Advocates« von Dr. Stanley A. Terman (siehe Anmerkung 3) und las dort, dass man sein Leben auch in fortgeschrittener Demenz noch durch Verzicht auf Nahrung und Flüssigkeit relativ friedvoll beenden könne. Sie kontaktierte Dr. Terman daraufhin in dessen psychiatrischer Praxis. Es galt zunächst zu klären: Was für eine Art von Intervention wünschte sich Charles, um später das Leben beenden zu können? Welche konkreten Voraussetzungen müssten durch das Fortschreiten der Demenz erst erfüllt sein, ehe sein Leben beendet werden sollte? (siehe Anmerkung 4) Denn – wie auch Dr. Terman immer wieder betont – in einer ersten Phase der Demenz kann das Leben oft noch lebenswert erscheinen.

Charles verfasste daraufhin eine Art Patientenverfügung. Für jede mögliche medizinische oder pflegerische Situation (beispielsweise Bettlägerigkeit) traf er eine Entscheidung zwischen zwei Behandlungsalternativen: Entweder ihn am Leben zu erhalten und ihn weiterhin bei der Nahrungsaufnahme und Flüssigkeitszufuhr zu unterstützen oder ihn sterben lassen und diese Unterstützung zu beenden. Letzteres war so formuliert:»Wenn ich diesen Zustand erreicht habe, dann möchte ich, dass mir über den Mund keine Nahrung und Flüssigkeit mehr zugeführt wird.« Charles war überzeugt davon, dass dies später Ärzt:innen und anderen Klarheit darüber geben werde, wann der richtige Zeitpunkt gekommen sei, ihn – gemäß seinen persönlichen Wertvorstellungen – sterben zu lassen.

Der Psychiater sucht Sicherheit

Dr. Terman hatte schon seit Jahren Alzheimer-Patienten beraten. 2009 verfügte er bereits über mehr als 30 Jahre Erfahrung. Er wusste daher, wie schwierig es sein kann, eine Patientenverfügung umzusetzen: Selbst wenn sie die gesetzlichen Vorgaben in einem US-Bundesstaat exakt erfüllt (hier gibt es etliche Unterschiede zwischen den verschiedenen Bundesstaaten), kann sie den ethischen Werten der Ärzt:innen und der Pflegenden widersprechen. Um der Vorausplanung mehr Gewicht zu geben, interviewte Dr. Terman den Patienten:»Ich führte drei Interviews mit ihm, die letzten waren zwei Telefoninterviews im Abstand von zwei Wochen. Die Interviews hatten vor allem zwei Ziele:

1. Sie sollten bestätigen, dass Charles sich sicher war, dass er und wann er sein Leben beenden wollte. Als Psychiater würde ich nicht akzeptieren, dass das bloße Ankreuzen eines Kästchens ausreichend ist, um Charles Denkweise erkennen zu lassen.
2. Zu beurteilen, ob Charles geistig in der Lage war, diese Entscheidungen zu treffen, also noch entscheidungsfähig war.«

Dr. Terman begann jedes Interview, indem er Charles E. vor Augen führte, wie es ist, mit pflegerischer und notfalls medizinischer Unterstützung durch Dehydrierung zu Sterben. In beiden Interviews beantwortete Charles am Ende diese Frage:»Sind Sie bereit, um zu gegebener Zeit zu sterben, alle Beschwerden zu ertragen, die solch eine Dehydrierung verursachen könnte?« Charles Antworten waren klar, konsistent zwischen den beiden Sitzungen und überzeugend. Im Grunde sagte er:»Ja, ich bin bereit, mehrere Tage zu leiden, wenn ich ein jahrelanges Sterben mit viel Leiden und einer großen Belastung von anderen vermeiden kann.«

Charles argumentierte logisch und stellte zu jedem der erörterten Demenzstadien klar, was er gegebenenfalls nicht wollte. Dr. Terman:»Er erklärte zum Beispiel, warum er beim Wechseln der Inkontinenzvorlagen nicht auf andere angewiesen sein wollte. Und warum er, wenn er seine Angehörigen nicht mehr erkennen werde, diese nicht noch mit der Aufgabe belasten wollte, ihm aufopfernd eine komplette Versorgung zu ermöglichen.«

Dr. Terman schrieb anschließend eine psychiatrische Stellungnahme und schickte sie Charles und seiner Frau zusammen mit der Patientenverfügung sowie der Audio-CD der Interviews. Charles Frau ließ die CD kopieren und verteilte sie an alle Angehörigen, um mögliche künftige Konflikte zu vermeiden.

Charles Zustand verschlechtert sich langsam

Nach Abfassung seiner Patientenverfügung verschlechterten sich Charles kognitive Fähigkeiten ganz allmählich und irgendwann war es ihm nicht mehr möglich, seine Entscheidungen zu überdenken. Er verbrachte insgesamt sieben Jahre in Demenz, bis schließlich die Kriterien für eine fortgeschrittene Demenz erfüllt waren, – so auch der Verlust der Fähigkeit, sich selbst zu ernähren und selbst zu trinken. Als sich dann eines Tages eine Lungenentzündung einstellte, veranlasste seine Frau die stationäre Aufnahme in ein Krankenhaus. Die Frage, ob Charles nun mit Antibiotika behandelt werden sollte oder nicht, erübrigte sich dann aber, weil sich sein Zustand rasch besserte.

Im Krankenhaus kam es jedoch zum Konflikt, als Charles Frau dem behandelnden Arzt die vor sieben Jahren erstellten Anweisungen zeigte und ihn bat, Charles Wunsch nachzukommen, ihn an Dehydrierung sterben zu lassen (siehe Anmerkung 5). Der Arzt lehnte dies zunächst kategorisch ab und erklärte, es läge im »besten Interesse« des Patienten, nur eine »Komfortversorgung« mit Nahrung und Flüssigkeit durchzuführen. Er meinte, eine Dehydrierung würde Charles auch bei guter pflegerischer und medizinischer Betreuung große Beschwerden bereiten, »da sie seine inneren Organe zerstöre«. Der Arzt erkannte also zunächst Charles frühere Autonomie nicht an und wollte sich über dessen Verfügung hinwegsetzen. Er begründete dies damit, dass er hier dem ethischen Prinzip »Do no harm« den Vorrang geben müsse.

Auseinandersetzung vermieden

An diesem Punkt wandte sich Charles Frau wieder an Dr. Terman und bat um Rat. Dieser empfahl ihr, sich mit Charles Arzt zu treffen und die ausgedruckte Kopie der Patientenverfügung, die Audio-CD und das psychiatrische Gutachten mitzunehmen. Auch sollte sie ihm eine Kopie des bekannten Artikels von Linda Ganzini (und anderen, 2003) geben, der zeigte, dass Hospiz-Krankenschwestern das Sterben von geistig klaren Patienten durch Sterbefasten als »gut« und »friedlich« beurteilten. Außerdem war Dr. Terman bereit, mit dem Arzt zu sprechen: »Ich ermutigte sie auch, erneut zu betonen, dass Charles immer wieder seinen Wunsch geäußert hatte, bei einer fortgeschrittenen Demenz sterben zu dürfen, selbst wenn eine Dehydrierung Beschwerden verursachte. Ein rechtzeitiges Sterben sei ihm wichtiger als ein vorübergehendes Unbehagen.«. Die Ehefrau traf sich in der Folge mit dem behandelnden Arzt und übergab ihm alle verfügbaren Dokumente.

Zwei Tage später gab der verantwortliche Arzt nach und sagte: »Wenn Charles das wirklich will, okay.«. Welche Überlegungen und Gründe ihn dazu gebracht hatten, seine ursprüngliche Position zu ändern und Charles Weisung zu respektieren, ist unklar. Charles Frau vermutete, der Arzt habe die Patientenverfügung zwar gelesen, die CD aber wohl nicht angehört. Auch auf das Angebot, Dr. Terman anzurufen, war der Arzt nicht eingegangen (siehe Anmerkung 6). Der Arzt erstellte nun auf Wunsch der Ehefrau eine Notfallverordnung, durch welche er Charles Wünschen bei den Pflegefachleuten Geltung verschaffte (siehe Anmerkung 7).

Ein leichter Tod

Charles wurde nun in eine Hospizabteilung der Klinik verlegt. Er bekam nichts mehr zu essen, aber man gab ihm ab und zu ein wenig Wasser, damit er Tabletten schlucken konnte (siehe Anmerkung 8). Die Pflege war gut, doch hatten die Pflegefachleute wohl kaum Erfahrung mit Sterbefastenden; sie taten sich schwer mit der Mundpflege. Die Ehefrau wandte sich daher nochmals an Dr. Terman, der ihr dann eine Liste mailte mit Möglichkeiten zu einer besseren Mundpflege. Sie entschied sich für Glyzerin-Wattestäbchen, die sich als recht nützlich erwiesen.

Charles E. starb friedlich, neun Tage nachdem aufgehört wurde, ihm Nahrung und Flüssigkeit zu verabreichen. Insgesamt hatte er einen Monat im Krankenhaus verbracht. Laut seiner Frau waren keine unangenehmen Symptome oder Komplikationen aufgetreten. Sie schrieb Dr. Terman: »Es war ein leichter Tod; ich war bei ihm. Seine Wünsche waren erfüllt. Die Betreuung war hervorragend, umsichtig und einfühlsam. [...] Vielen Dank, dass Sie auch dieses Mal für uns da waren.«

Anmerkungen

1. Wie jemand sein Leben in einer Frühphase von Demenz durch Sterbefasten vorzeitig beendete, wurde bereits im Fall 14 beschrieben. Der vorliegende Fall 24 beruht auf einem Text von Dr. Stanley A. Terman, von dem wir hier mit Erlaubnis des Verlages (siehe Quellen) eine journalistische Nacherzählung im Stil der übrigen Fallgeschichten vorlegen. Leider lagen uns zur Biografie des Patienten und zum Ablauf des Sterbefastens nur die wenigen Informationen zur Verfügung, die Dr. Terman wesentlich schienen. In seiner Darstellung betont er weniger das individuelle Schicksal als vielmehr die prinzipielle Thematik.

2. Überlegt man, ob und wie ein Leben in Demenz abgekürzt werden könnte, berührt dies nicht zuletzt moralphilosophische Fragen, die hier nur kurz angesprochen werden können (für eine ausführliche Erörterung hierzu siehe Teil II des Buches von Quill et. al., 2021). Eine vorausverfügte Entscheidung zur Verkürzung des eigenen Lebens muss eine Person in noch weitgehend klarem, selbstbestimmungsfähigem Zustand treffen und dokumentieren. Einige Autoren lehnen diese Möglichkeit grundsätzlich ab, da eine Person mit schwerer Demenz nicht mehr dieselbe Person sei wie vor der Demenz und es nicht zulässig sei, dass die »frühere« Person eine Entscheidung für die »spätere« Person trifft.

Zunächst ist zu entscheiden, ob jemand nur darauf setzt, dass es später zu einer zusätzlichen Erkrankung kommen kann, deren Nicht-Behandlung mit hoher Wahrscheinlichkeit zum Tod führt. Wenn das jemandem nicht genügt, kann er/sie – wie im vorliegenden Fall – bestimmen, dass Angehörige, Pflegende und Ärzt:innen ihn an einem vorausverfügten Punkt seiner Demenzerkrankung dadurch sterben lassen, dass ihm /ihr keine Nahrung und (fast) keine Flüssigkeit mehr verabreicht werden. Das kann für diejenigen, die dann für ihn verantwortlich sind, schwierig werden, selbst wenn der Patient dann bereits auf Zufuhr von Nahrung und Flüssigkeit durch Dritte angewiesen ist und womöglich kaum noch Appetit hat. Für den vorliegenden Fall erhielten wir leider keine Informationen, ob es bei den Pflegenden Probleme gab, wie sie allenfalls damit umgingen und wie sie mit der Situation insgesamt zurechtkamen. Wenn ein Patient – was nicht sehr wahrscheinlich ist – unter dem Entzug von Flüssigkeit stark und länger zu leiden scheint, halten wir es – wie auch von Quill und Kollegen (2021) vorgeschlagen – für moralisch angemessen, die in Anmerkung 5 beschriebene Alternative zu wählen.

3. http://caringadvocates.org; Charles hatte zudem Dr. Stanley A. Termans Buch »The Best Way to Say Goodbye« (2007) gelesen, eines der ersten ausführlichen Werke über das Sterbefasten.

4. Dr. Terman hat bereits vor mehreren Jahren ein Befragungssystem entwickelt, das eine Fülle von Problemen thematisiert, zu denen es im Laufe einer Demenz häufig kommt. Hierfür verwendet er meist ein Set von Karten, die auf drastische Weise einen Cartoon mit einer Aussage kombinieren, zum Beispiel »When I see my close family members or best friends, I do not know who they are. I cannot enjoy them. I do not respond. I just sit there.«. Die befragte Person entscheidet für jede Situation oder jedes Problem, ob sie unter diesen Umständen weiterleben oder lieber sterben möchte. Die Beeinträchtigungen werden mit Fortschreiten der Demenz immer stärker und addieren sich zu denen der früheren Stadien. Irgendwann kommt für die Befragten dann der Punkt, wo sie entscheiden, dass ihnen nun der Zustand ein unerträgliches Leiden bereiten würde und sie das Leben deshalb beenden möchten. Offensichtlich war für Charles das Angewiesen-Sein auf die Hilfe anderer beim Essen und Trinken noch kein ausreichender Grund, vorzeitig zu sterben.

5. Bei einem bewusst durchgeführten Sterbefasten ist meistens der Flüssigkeitsmangel die Todesursache, wenn auch nicht immer, wie in unseren Fallgeschichten nachzulesen ist. »Komfortversorgung« ist eine Übersetzung in Walther und Birnbacher (2019b) für das englische »Comfort Feeding Only« (CFO; Palecek et al. 2010). Diese auch in der Palliative Care in Mitteleuropa wohl weitgehend akzeptierte Methode bezieht sich auf Patienten mit fortgeschrittener Demenz, die kein oder nur noch ein minimales Interesse an Nahrung und Flüssigkeit zeigen. Ihnen wird gerade nur noch so viel angeboten, wie es für sie ersichtlich angenehm ist. Die Patienten werden somit nicht mehr lebenserhaltend ernährt, doch es kann Monate dauern, bis sie sterben – manchmal abgemagert bis auf das Skelett.

6. Dr. Terman vermutete auch, dass der Arzt zunächst ein rechtliches Risiko befürchtet hatte, sich dann aber beruhigte, da das Gesetz in seinem US-Bundesstaat Ärzt:innen Straffreiheit gewährt, wenn sie sich in solch einer Situation in gutem Glauben auf die Anweisungen einer/eines Bevollmächtigten verlassen. Wie in dem Buch, dem wir diesen Fall verdanken (siehe Quellen) ausführlich dargelegt wird, gibt es in den USA bisher keine einheitliche rechtliche Bewertung der Frage, ob ein vorausverfügtes Sterben mit Demenz durch Dehydrierung erstens, in einer regulären Patientenverfügung Platz haben kann und zweitens, ob später ein derartiger Wunsch befolgt werden muss oder zumindest darf. In den europäischen deutschsprachigen Ländern sind uns hierzu keine juristischen Hinweise bekannt; jedoch laufen die rechtlichen Rahmenbedingen für Patienten-

verfügungen in der Schweiz, in Österreich und Deutschland darauf hinaus, dass darin nur medizinische, nicht jedoch pflegerische Punkte verbindlich geregelt werden können. Dazu und zu weiteren Aspekten vergleiche Walther (2016) sowie Walther/Birnbacher (2019b). Beide Aufsätze sind über www.sterbefas ten.org zu finden.

7. Was zum Beispiel in Deutschland als »Notfallverordnung«, anderswo als »Ärztliche Notfallverordnung« bezeichnet wird, ist (als eine umfassendere Direktive) in den meisten US-Bundesstaaten als POLST (Physician's Orders for Life Sustaining Treatment) bekannt.

8. Solange jemand beim Sterbefasten Medikamente noch öfters einnehmen muss, so sollten diese eigentlich nicht oral verabreicht werden, denn so wird zusätzlich Flüssigkeit aufgenommen, was den Sterbeprozess verlängert.

Quellen

Terman, Stanley A »Charles (Severe Dementia): Refusing Assistance with Oral Feeding. Conflict over Patient Best Interest«; aus dem Buch von Quill et al. (2021)
Stellungnahmen und Erläuterungen von Dr. Stanley A. Terman in einer ausführlichen E-Mail sowie in kurzen Textnachrichten an Christian Walther.

Fall 25: »Es ist wie ein Traum, dass ich so gehen darf«

Weil die Klavierlehrerin Aline K. nach einem Sturz nur noch mühsam Piano spielen und wegen der Corona-Epidemie keine Kinder mehr unterrichten konnte, entschloss sie sich im Alter von 84 Jahren, geistig und körperlich noch weitgehend gesund, zum Sterbefasten. So sterben zu können, war für sie der gute Abschluss eines selbstbestimmten, erfüllten Lebens. Die sehr eigenständige alte Dame informierte über ihren Entschluss ihren Freundes- und Bekanntenkreis sowie eine Ärztin, doch nahm sie von keiner Seite Hilfe in Anspruch.

Die Stimme am Telefon klang jung, energisch und klar. Umso überraschender war, was mir die 84-jährige Aline K. erzählte:»Bisher hatte ich ein erfülltes, wunderschönes Leben, und es ist mir immer gut gegangen. Doch die Corona-Krise und kürzlich ein Unfall haben mir zu denken gegeben. Ich bin überzeugt davon, dass sich mein Lebenskreis geschlossen hat. Ich möchte sterben.«

Selbstbewusst und eigenständig

Aline K. war eine recht selbstbewusste Frau, von Beruf Klavierlehrerin und viele Jahre auch Schulpsychologin. Sie war sehr diszipliniert und stets darauf bedacht, sich ihre Eigenständigkeit zu bewahren. Hochsensibel, konnte sie sich gut in andere Menschen einfühlen, »was mir in meinem Beruf sehr zugute kam«. Sie heiratete nie, vielleicht, weil dies ihre Einstellung war:»Es war für mich immer wichtig, dass das Männliche und das Weibliche in einer Balance waren; ich war gegen das Patriarchat.« Andererseits pflegte sie viele Freundschaften, ertrug es aber auch, wenn eine freundschaftliche Beziehung – manchmal plötzlich – endete.

Im Alter belasteten sie zuweilen die Erinnerungen an unerfreuliche Kindheitserfahrungen. Im Rückblick beurteilte sie ihre Familienverhältnisse als schwierig: »Schon als Kind fühlte ich mich, wie wenn ich nicht dazugehörte.« Oft hatte sie Streit mit ihrer fünf Jahre älteren Schwester. Als Erwachsene hatten die Geschwister dann gar keinen Kontakt mehr. Ihr Vater war leitender Angestellter bei den Schweizerischen Bundesbahnen. Bereits in jungen Jahren konnte sie daher zum halben Preis in ganz Europa umherreisen. Mit 17 begann sie ein Klavierstudium am Musikkonservatorium. Daneben besuchte sie eine private Handelsschule und arbeitete stundenweise bei einem Rechtsanwalt.

Nach dem Examen erhielt sie eine Stelle als Klavierlehrerin am Konservatorium; dort unterrichtete sie Kinder und Jugendliche. Mit 40 entschloss sich Aline K., die Matura (Abitur) nachzuholen und begann dann an der Universität Zürich mit dem Studium der Musikwissenschaften und der Psychologie. Zur Ausbildung gehörte auch ein sechsmonatiges Praktikum in einer psychiatrischen Klinik. Dieses hinterließ bei ihr einen negativen Eindruck: »Der verantwortliche Chefarzt behandelte die Patienten unglaublich herablassend und arrogant.« Nach abgeschlossenem Studium arbeitete sie zehn Jahre lang im schulpsychologischen Dienst, bevor sie nur noch Klavierstunden gab. Mit 80 lernte sie noch Orgel spielen.

Allerlei Altersleiden

Nach der Pensionierung kam es leider zu gesundheitlichen Problemen: Zeitweilig Vorhofflimmern, öfters Kopfweh, unter anderem auch Appetitlosigkeit. Aline K. brachte dies mit Elektrosmog in Verbindung und kaufte sich schließlich eine zweite Wohnung in einer kleineren Ortschaft, wo es ihr dann besser ging. In diesem Ort war sie aber auch nach 20 Jahren noch nicht heimisch geworden. Als dann noch die Corona-Pandemie ausbrach und sie nicht mehr unterrichten konnte, fühlte sie sich extrem isoliert – oft wie »lebendig begraben«. Im April 2021 rutschte sie auf eisigem Boden aus und brach sich das linke Schultergelenk. Es hätte viele Monate gedauert, um es zu therapieren, was sie aber nicht mehr wollte. Für sie war dieser Sturz ein Zeichen, dass ihr Leben am Ende angelangt sei: »Wir sind nur Gast auf Erden. Wenn es Zeit ist zu gehen, sollte man dies tun.«

Schon während des Krankenhausaufenthaltes eröffnete sie dem behandelnden Arzt, sie wolle eigentlich lieber sterben. Der Arzt reagierte schroff: Dafür sei er nicht da, er müsse Leben erhalten und nicht beenden. Eine Ärztin schrieb ihr hingegen einen Bericht für die Sterbehilfeorganisation EXIT, behauptete darin allerdings, seit dem Unfall sei die Patientin depressiv, was diese jedoch nicht gelten ließ. EXIT verlangte folglich ein psychiatrisches Gutachten über ihre Urteilsfähigkeit, was sie jedoch vehement ablehnte: »Meine schlechten beruflichen Erfahrungen mit der Psychiatrie sagten mir, dass ich mit dieser Fachrichtung nichts zu tun haben will.«

Sich aus dem Leben schleichen?

Aline K. suchte deshalb nach einer anderen Möglichkeit, ihr Leben zu verkürzen. Eine ehemalige Arzthelferin hatte ihr gesagt, das Sterbefasten sei eine gute Möglichkeit, selbstbestimmt zu sterben. Diese langjährige Freundin ließ Aline K. – die selber keinen Computer besaß – Informationen von sterbefasten.org zukommen. Daraufhin wandte sich die Sterbewillige an P. K., den für diese Website Hauptverantwortlichen. Sie hatte übrigens schon seit zwei Monaten kaum mehr gegessen und täglich weniger als einen Liter getrunken, denn: »Ich wollte mich gewissermaßen langsam aus dem Leben schleichen.«

Als ihre Entscheidung fürs Sterbefasten feststand, hörte sie sofort mit dem Essen auf und nach vier Tagen auch weitgehend mit dem Trinken. Vorsorglich ordnete sie alle Unterlagen und schrieb ein Testament. Zusätzlich zur Patientenverfügung hielt sie in einem besonderen Dokument fest, dass sie nun freiwillig auf Nahrung und Flüssigkeit verzichten werde, um sterben zu können. Sie hatte jedoch Angst davor, dass bei Komplikationen während des Sterbefastens ein Notarzt vorbeikommen müsste, der keine andere Möglichkeit hätte, als sie in eine Klinik einzuweisen, wo sie wieder aufgepäppelt würde. Sie hängte deshalb an gut sichtbaren Stellen in ihrer Wohnung Papierblätter auf, wo sie auf ihr Sterbefasten hinwies und betonte, dass sie auf keinen Fall ins Krankenhaus wolle.

Das Vertrauen in die Ärztin, die den Bericht für EXIT geschrieben hatte, war nicht mehr vorhanden. In der Nähe wohnte jedoch eine andere Ärztin, die sich bereit erklärte, bei Bedarf nach ihr zu sehen. Es kam jedoch zu keinem Besuch; die Ärztin wurde erst nach dem Tod herbeigerufen.

Wenig Hilfe von außen

Mit großer Beharrlichkeit gelang es Aline K. zu verhindern, dass jemand für professionelle Pflege engagiert wurde; tatsächlich pflegte sie sich bis zuletzt selbst. Eine mit ihr befreundete Familie hatte die Pflege nicht übernehmen wollen, da sie im Testament bedacht war und ihre Hilfe beim Sterben hätte falsch ausgelegt werden können. Die Familie hielt aber bis zum letzten Tag regen Kontakt mit fast täglichen Besuchen und vielen Telefonaten. Gleich an einem der ersten Tage wollte eine Schulfreundin Aline K. anrufen. Weil sie nicht zu erreichen war, alarmierte die Freundin die Polizei, die nur schwer davon zu überzeugen war, dass Aline K. keine Hilfe brauchte.

Alle hofften darauf, dass die Sterbephase nicht allzu lang dauern werde. Obwohl Aline K. zu Beginn des Sterbefastens nur noch 44 kg wog und binnen einer Woche weitere sechs Kilogramm verlor, konnte sie bis zuletzt selbständig ins Bad gehen. Abends wechselte sie gelegentlich in ein anderes Zimmer zum Fernsehen. Bis zuletzt wollte die inzwischen unter 35 kg wiegende Frau keine pflegerische Hilfe anfordern; trotz großer Müdigkeit sorgte sie immer noch selbst für ihre Hygiene.

Auch die Mundpflege konnte Aline K. selbständig durchführen: Eiswürfel und Orangenschnitze brachten ihr wenig, doch leckte sie öfters an kleinen Zitronenstückchen; ferner verwendete sie ein medizinisches Mundgel, das sie täglich mehrmals in den Mund sprühte. Zudem spülte sie den Mund öfters mit Wasser, das sie danach wieder ausspie.

Aufschlussreiche Telefongespräche

Nach einer Woche Sterbefasten meldete sich Aline K. wieder telefonisch. In dem mehr als einstündigen Gespräch erzählte sie unter anderem: »In früheren Jahren habe ich mit Heilfastenkuren gute Erfahrungen gemacht. Der Verzicht auf Essen und Trinken fällt mir daher leicht, vielleicht auch, weil ich ja schon zuvor wenig gegessen und getrunken habe. Ich habe keine Schmerzen und vertrage das Sterbefasten gut. Es ist für mich wie ein Traum, dass ich so gehen darf, so selbstbestimmt und ruhig.« Nach zwei Wochen Sterbefasten, am Tag vor ihrem Tod, ergab sich nochmals ein längeres Telefongespräch. Sie haderte mit dem Umstand, dass ihr Leben immer noch nicht zu Ende war: »Ich fühle mich sehr müde, habe aber außer einem trockenen Mund und gelegentlichem Herzrasen keine Beschwerden. Hin und wieder verspüre ich Hungergefühle. Es ist dennoch eine Tortur, weil es so lange dauert.«

Am Morgen des 17. Tages fand eine Freundin Aline K. tot neben dem Bett kniend, den Kopf auf der Bettdecke. Vermutlich war sie noch ein letztes Mal aufgestanden, hatte dann aber nicht mehr die Kraft, ins Bett zurückzukehren und starb deshalb in dieser etwas merkwürdigen Position. Im Rückblick beurteilt die betreuende Familie den Entschluss zum Sterbefasten als positiv: »Aline verfügte über sehr viel Eigendisziplin und war selbstbestimmt bis zum Schluss. Es war insgesamt ein gutes Sterben und entsprach völlig ihrem Willen.«

Anmerkungen

Da es aus rechtlicher Sicht ein »außergewöhnlicher Todesfall« war, mussten außer der informierten Ärztin auch noch die Polizei und ein Behördenvertreter anrücken. Angesichts der vielen Dokumente zum Thema Sterbefasten konnten die Behörden jedoch nach der Legalinspektion auf die Weiterführung des juristischen Verfahrens verzichten.

In der Regel dauert das Sterbefasten bei relativ gesunden Personen länger als bei schwer erkrankten. Die Dauer von 17 Tagen bei einer schwer untergewichtigen Person erscheint jedoch ziemlich lang. Hatte Aline K. vielleicht doch immer wieder einige Kalorien zu sich genommen? Das Erwähnen gelegentlicher Hungergefühle könnte ein Hinweis darauf sein, denn generell wird davon ausgegangen, dass bei konsequentem Kalorienverzicht das Hungergefühl nach zwei bis drei Tagen dauerhaft verschwindet (Ausnahmen mag es von dieser »Regel« vielleicht geben). Relevant dürfte auch die Tatsache sein, dass der Körper der Patientin sich vor Beginn des Sterbefastens schon längere Zeit an nur noch minimale Nahrungsaufnahme gewöhnt hatte.

Dass sich die Patientin bis zuletzt selbst pflegen konnte, ist eine sehr ungewöhnliche Leistung beim Sterbefasten. Fachleute raten grundsätzlich zu einer palliativen Pflege und zusätzlicher Unterstützung durch Angehörige oder befreundete Personen. Aline K. hatte immerhin eine Ärztin im Voraus informiert.

Quellen

Vier lange Telefongespräche der Patientin mit Peter Kaufmann zu Beginn und während des Sterbefastens; Aline K. war ausdrücklich damit einverstanden, dass ihre Fallgeschichte veröffentlicht wird.

Telefonate und E-Mails von Peter Kaufmann mit der ihr nahestehenden Frau aus der Nachbarsfamilie.

Diese Fallbeschreibung wurde erstmals in anderer Form auf der Website www.sterbefasten.org veröffentlicht.

Gedanken zu den Fallbeispielen

Christian Walther, Manuel Trachsel, Peter Kaufmann

Mit den vorgelegten 25 Fallgeschichten wollen wir erreichen, dass sich die Leser ihr eigenes Bild davon machen können, was Sterbefasten real bedeutet. Einzelne Fälle, wie man sie aus Büchern und zunehmend auch aus den Medien erfahren kann, lassen sich nicht verallgemeinern. Ganz offenkundig ist die Wirklichkeit des Sterbefastens so vielfältig, dass einfache, pauschale Wertungen sich verbieten. Theoretische Diskussionen haben bisher zu keiner breiten Übereinstimmung geführt – so etwa beispielsweise bei der Frage, ob FVNF ein Suizid ist oder nicht. Aufgrund unterschiedlicher Wertvorstellungen dürften eindeutige Aussagen und Bewertungen auch für die Zukunft kaum zu erwarten sein. Unser reichhaltiges Anschauungsmaterial kann konkret denjenigen nützen, die entscheiden wollen, ob Sterbefasten für sie selbst oder für jemanden aus dem Kreis ihrer nächsten Angehörigen und Freunde irgendwann in Frage kommen könnte.

Die Fallgeschichten weisen in der Summe auf etwas hin, das sich auch bisher schon vermuten ließ: Der Weg des Sterbefastens kommt wohl nur für Personen in Betracht, die über eine ausgeprägte Eigenständigkeit und Willenskraft verfügen. Auch wenn man den FVNF generell als ein Unterlassen bewertet, erfordert das Durchhalten, zumindest zeitweise einen Kraftakt; von passivem Verhalten kann kaum die Rede sein. Wie man das Sterbefasten am Ende bewertet, hängt nicht nur von einem selbst ab, sondern auch von denen, die einen dabei umgeben und gegebenenfalls unterstützen.

Der Sterbeprozess beim FVNF, wie er aus dieser Fallkollektion erfahrbar wird, wurde von den Sterbenden und denjenigen, die ihnen dabei beistanden, als weitgehend positives Geschehen wahrgenommen. Ein Fall, in dem dies unseres Wissens anders war, durfte hier nicht publiziert werden; die Problematik war offenbar weitgehend in vorbestehenden psychischen Schwierigkeiten des Sterbewilligen begründet. Psychische Probleme, die durch die Mühen des Sterbefastens hervorgerufen werden können, entsprachen in unserer Fallkollektion in etwa dem, was auch ohne FVNF beim Sterben erwartet werden kann, zum Beispiel Ungeduld oder Niedergeschlagenheit, wenn sich der Sterbeprozess in die Länge zog.

Welche weiteren Schlüsse ziehen wir Autoren, die wir uns ja bereits länger mit dem Thema befasst haben und noch etliche weitere Beispiele von Sterbefasten kennen, aus den Fallgeschichten des vorliegenden Buches? Im Folgenden fassen wir die Ergebnisse unserer internen Diskussionen zusammen.

Medizinische Fragen

Zunächst ist zu betonen, dass sich für viele Leser wohl einige Fragen stellen, die durch diese Berichte leider nicht befriedigend beantwortet werden können, weil hierzu vor allem klinische Forschung nötig wäre. Das gilt zum Beispiel für die Frage, nach wie vielen Tagen ein Sterbefasten noch abgebrochen werden kann, ohne dass es zu dauerhaften körperlichen Schäden kommt. In einer unserer Fallgeschichten (▶ Fall 8) wurde der FVNF bei einem ersten Versuch nach drei Tagen problemlos abgebrochen; die sterbewillige Person hatte allerdings ihr Trinken nur wenig eingeschränkt. Eine Frau, die sieben Tage konsequent auch auf das Trinken verzichtet hatte und sich dann zum Weiterleben entschloss, überstand dies ohne körperliche Schäden (zur Nieden & zur Nieden 2020). Man sollte diese Einzelerfahrung jedoch nicht als Regelfall betrachten, denn diese Frau war abgesehen von einer psychischen Erkrankung gesund, während andere Patienten dies in einem schlechten körperlichen Zustand möglicherweise nicht so gut vertragen hätten.

Vor vermeintlich naheliegenden Vermutungen hüten sollten wir uns auch bei der Frage, ob der FVNF bei kachektischen[8] oder stark untergewichtigen beziehungsweise stark übergewichtigen Menschen eher kürzer beziehungsweise länger dauert. Hier sollten wir uns dessen bewusst sein, dass beim FVNF der Tod wahrscheinlich meistens durch Nierenversagen gefolgt von Herzstillstand eintritt (Chabot & Walther 2021). Nur in Fällen, wo das Trinken kaum reduziert, aber auf Essen über viele Wochen verzichtet wird, könnten auch andere Todesursachen in Betracht kommen. Derzeit besteht nur dazu Übereinstimmung, dass der FVNF im Allgemeinen deutlich länger dauert, wenn die Flüssigkeitsaufnahme nicht erheblich reduziert wird. Dies bestätigt auch unsere Fallkollektion.

Das zentrale Problem beim FVNF ist das mögliche Leiden unter Durst und trockenen Schleimhäuten, doch manchmal spielte es fast keine Rolle (z. B. ▶ Fall 11). Gelegentlich wollten die Sterbewilligen davon zunächst nichts wissen, um dann aber zu merken, dass auch sie auf gute Mundpflege angewiesen waren. Die Kompetenz dafür ist in der Palliative Care weithin vorhanden, aber manche Patienten plagten dennoch weiterhin Durstgefühle und ein trockener Mund. Das führte dann öfters dazu (z. B. ▶ Fall 6, ▶ Fall 10), dass der Arzt gefragt wurde, ob die Situation mit Hilfe eines Medikaments nicht besser bewältigt werden könne. Wiederholt wurden Patienten, denen es besonders schwerfiel, konsequent auf das Trinken zu verzichten, Opioide angeboten (z. B. ▶ Fall 3, ▶ Fall 6). Das folgende Kapitel[9] geht auf deren mögliche unangenehme Nebenwirkungen oder Folgen ein, die in unseren Fallbeispielen allerdings nicht berichtet wurden. Weder seitens der Schweizerischen Akademie der Medizinischen Wissenschaften (SAMW 2019) noch von der Deutschen Gesellschaft für Palliativmedizin (2019) werden Aussagen zur Frage gemacht, ob und falls ja, mit welchen Medikamenten es einem Sterbefas-

---

8 Mit dem Begriff Kachexie bezeichnet man einen pathologischen Gewichtsverlust.

9 (▶ Kap. Das Kriterium der Selbstbestimmungsfähigkeit beim freiwilligen Verzicht auf Nahrung und Flüssigkeit: Psychische Erkrankungen, Delir und andere Herausforderungen)

tenden erleichtert werden könnte, die Belastungen durch Durstempfindungen besser durchstehen zu können.

Die Autoren des vorliegenden Buchs vertreten die Haltung, dass bei der Begleitung des FVNF alle für eine angemessene Symptomkontrolle medizinisch erforderlichen Maßnahmen eingesetzt werden sollten. Das Vorgehen sollte sich dabei konsequent an den tatsächlichen Symptomen orientieren und nicht prophylaktisch erfolgen. Liegen besondere Schwierigkeiten mit dem konsequenten Verzicht auf Flüssigkeitsaufnahme vor, so können dem Patienten auch Medikamente verordnet werden, die ihm hier Erleichterung bringen. Dabei ist immer die Möglichkeit im Blick zu behalten, dass nachteilige Wirkungen den gewünschten Effekt überwiegen könnten.

An welche möglichen körperlichen Belastungen sollte man beim FVNF denken? Wenn in den Medien das Thema vorgestellt wird, erfährt man möglicherweise, dass es häufig zwar kaum Probleme beim Sterbefasten gebe, aber dennoch so manches passieren könne, was den Verlauf recht unangenehm machen würde: Übelkeit, Schmerzen oder Dekubitus durch längeres Liegen, Sturzgefahr und vieles andere. Gerne wird dem mit dem Hinweis begegnet, dass Fachpersonen der Palliative Care all dies gut in den Griff bekommen können (so z. B. die Palliativmedizinerin Claudia Lang vom Palliativteam SAPV Köln in einer Sendung des Westdeutschen Rundfunks WDR 5 vom 3. 2. 2020). Bisher gibt es kaum verlässliche Studien zu solchen Fragen. Eine Erhebung in den Niederlanden zur Rolle von Hausärzt:innen beim FVNF und ihren Erfahrungen zu den letzten drei Tagen des Sterbens ergab, dass neben Durst und trockenem Mund Schmerzen, Erschöpfung und kognitive Einschränkungen die häufigsten Beschwerden waren (Bolt et al. 2015). Diese und andere Beschwerden traten bei gut einem Drittel der Patienten auf; dennoch waren 90 Prozent der Sterbenden mit dem FVNF voll oder weitgehend zufrieden. Bolt et al. selbst sehen Einschränkungen in der Aussagefähigkeit ihrer Daten, weil alle Angaben nur retrospektiv erfolgten und zum Beispiel Fälle von jüngeren Menschen fehlen. Für klarere Informationen wären klinische, vor allem sogenannte prospektive Studien nötig.

In einem unserer Beispiele (► Fall 19) kam es zu einem schweren Dekubitus. Die Patientin weigerte sich allerdings, eine Dekubitus-Matratze zu nutzen, während in einem anderen Fall eine solche vorsorglich und erfolgreich eingesetzt wurde (► Fall 16). Über Muskelkrämpfe, Magenschmerzen, Kopfschmerzen oder Pilzinfektionen im Mundbereich wurde in unseren Fällen nicht berichtet. Keine der sterbenden Personen geriet in einen Delir-artigen Zustand (siehe hierzu aber das folgende Kapitel). Anscheinend kann es in der ersten Zeit des FVNF vereinzelt zu einer schmerzhaften Störung der Blasenentleerung (Dysurie) kommen, die sich aber schmerzlindernd behandeln lässt (z. B. Wax et al. 2018). Dysurie trat in unseren Beispielen jedoch ebenfalls nicht auf. Somit könnten in unserer Fallkollektion derartige Komplikationen unterrepräsentiert sein.

Rechtzeitig sterben können

Aus welchen Gründen kamen die hier porträtierten Menschen irgendwann zum Schluss, es sei für sie gut, nun zu sterben? Hätten Angehörige, Ärzt:innen und professionell Pflegende nicht mit allen Mitteln versuchen sollen, sie dazu zu bewegen, doch noch einige Zeit weiterzuleben (siehe hierzu auch das folgende Kapitel)?

Zunächst zum Alter der Sterbewilligen, das bei derartigen Entscheidungen oft ein wichtiger Faktor ist: Die drei jüngsten Patient:innen waren 51, 54 und 64 Jahre alt (Fälle Nr. 13, 23 bzw. 18); die meisten waren über 80, die fünf ältesten 90 oder älter. In den Fällen 21 und 25 lagen vergleichsweise geringe Altersleiden vor, aber die Aussicht zunehmender Einschränkungen und Erkrankungsrisiken begründete den Wunsch, rechtzeitig sterben zu können. Das Erleben der eigenen Hinfälligkeit und der Wunsch, nicht auf unabsehbare Zeit als Pflegefall ein eingeschränktes Leben führen zu müssen oder die Angehörigen übermäßig zu belasten, war bei mehreren Personen ausschlaggebend. Doch die Mehrzahl litt entweder an langzeitigen Einschränkungen – oft mit Schmerzen – wie bei Parkinson oder Diabetes oder aber an einer eher vor kurzem eingetretenen drastischen Verschlechterung der Gesundheit, etwa durch Schlaganfall. In zwei Fällen gab es erste Anzeichen einer Demenz beziehungsweise die Sorge, dass sich aktuell eine solche entwickelt (z. B. ▶ Fall 14; hier lag die Diagnose bereits vor, bzw. ▶ Fall 15). Die Betroffenen wollten sich dieser Form des Weiterlebens unbedingt entziehen.

Teilweise spielte ein Gefühl in die Entscheidungen hinein, »lebenssatt« zu sein, aber als primäre Ursache begegnete es uns in den vorliegenden Fallgeschichten nicht. Die Entscheidungen zum Sterben fielen vielmehr meist entweder im Bewusstsein, dass »es genug ist« oder in der nicht von der Hand zu weisenden Sorge, dass »es irgendwann ganz schlimm werden könnte«. Andererseits steht das Beispiel von Tony Nicklinson (▶ Fall 13) sicherlich für viele, in denen es durch Unfall oder auch unerwartete Krankheit mit Langzeitschäden – möglicherweise in relativ jungem Alter – zu einer derartigen Einschränkung der persönlichen Lebensentfaltung kommt, dass manche in diesem Zustand nicht mehr lange leben möchten.

Zuweilen wird als Grund von Sterbewünschen älterer Menschen auf eine Vereinsamung hingewiesen, der man doch abhelfen könne und die eigentlich nicht zum Wunsch, zu sterben, führen sollte. Nur in einer unserer Fallgeschichten (▶ Fall 19) spielte dies ein erhebliche Rolle. Auch wenn Vereinsamung wohl selten der ausschließliche Grund für einen Sterbewunsch sein dürfte, sollte dieser Aspekt stets mitbedacht werden.

Warum das Leben durch Sterbefasten beenden?

Einige unserer Fallgeschichten zeigen deutlich, dass sich vor etwa fünf bis zehn Jahren das Wissen über die Möglichkeit des FVNF gerade erst zu verbreiten begann. In einem Beispiel (▶ Fall 19) »erfand« die zunächst mit einer PEG (perkutane endoskopische Gastrostomie oder kurz: Magensonde) gegen ihren erklärten Sterbewillen versorgte Patientin diese Möglichkeit schließlich für sich; man hatte sich gehütet, sie darauf zu bringen. Manche sterbewilligen Personen wurden von einem Arzt auf den FVNF hingewiesen (z. B. ▶ Fall 9). Einige erfuhren davon durch Zeitungslektüre (z. B. ▶ Fall 6), andere erlebten einen Fall von FVNF in der Verwandtschaft oder im Freundeskreis und waren anschließend davon überzeugt, dass dies eines Tages das Richtige für sie sei (siehe auch unten).

Etwa ein Drittel der sterbewilligen Personen hätte eigentlich einen Suizid mit einem Medikament bevorzugt, sah aber zum Beispiel angesichts der schwierigen deutschen (▶ Fall 7) oder britischen (▶ Fall 13) Gesetzeslage keine Möglichkeit dafür. Mehrfach erfuhren wir, dass jemand zunächst seinen Arzt gebeten hatte, ihm zu »helfen« – im Sinne einer Tötung auf Verlangen –, was dieser ablehnte (in Europa wäre dies derzeit nur in den Benelux-Ländern sowie, sehr eingeschränkt, in Spanien und Portugal erlaubt). Andererseits bevorzugten mehrere Personen in der Schweiz, wo ihnen oft durch legale Suizidhilfe hätte geholfen werden können, den FVNF, weil sie diese Möglichkeit als für sich stimmiger bewerteten.

In den deutschsprachigen (vermutlich im Gegensatz zu vielen anderen europäischen) Ländern wird der FVNF für schwer kranke Menschen mit nur noch geringer Lebenserwartung als ethisch akzeptable »Alternative zum Suizid« gesehen (z. B. Müller-Busch 2017). Wer mit deutlich längerer Lebenserwartung um Hilfe zum FVNF bittet, dürfte nicht wenige Ärzt:innen in Schwierigkeiten bringen, da manche den FVNF dann als einen Suizid ansehen, den sie nicht unterstützen wollen.

Was der Sterbewunsch für Angehörige, Freunde und professionell Pflegende bedeutet

Bei dieser Thematik empfiehlt sich eine Differenzierung gemäß der in etwa abgrenzbaren Phasen des FVNF, wie sie die Königliche Medizinische Niederländische Gesellschaft vorgeschlagen hat (KNMG 2024), nämlich Vorbereitungsphase und Durchführungsphase. Letztere gliedert sich ihrerseits in die Anfangsphase (der Patient hört allmählich mit Essen und Trinken auf), eine mittlere Phase (in der der Verzicht über eine variable Zeit fortgesetzt wird) und die Sterbephase.

Über die *Vorbereitungsphase* enthält das Dokument der KNMG ausführliche Empfehlungen; solche finden sich auch bei Chabot-Walther (2021). Sie passen zu dem, was sich in etwa auch aus unserer Fallkollektion herleiten lässt: Es ist eminent wichtig, dass die sterbewillige Person ihren Wunsch den nächsten Angehörigen und/oder engen Freunden überzeugend vermitteln kann. Haben diese nicht bereits akzeptiert, dass die Person ihr Weiterleben unter den ihnen bekannten schweren, meist körperlichen Leiden und oft auch angesichts ihres hohen Alters nur noch als Zumutung bewertet, so kann es zu längeren Auseinandersetzungen mit ihr und auch zum Dissens zwischen den Angehörigen kommen. Ärzt:innen, die praktisch immer – mal mehr, mal weniger – beim Sterbefasten mitwirken, können in dieser Phase eine vermittelnde Rolle spielen (z. B. ▶ Fall 21).

Zu jeder Methode, das eigene Leben vorzeitig zu beenden, melden Kritiker an, dass deren unkomplizierte, leichte Verfügbarkeit (etwa durch Mitgliedschaft in einem Suizidhilfe-Verein) zur Folge habe, dass betagte Menschen von ihren Angehörigen gedrängt werden könnten, nun doch endlich zu sterben. Abgesehen davon, dass diese negative Vision im Hinblick auf den FVNF, bei dem die Angehörigen dieses Sterben meist selber eindrücklich miterleben, eher abwegig sein dürfte: Weder in unserer Fallsammlung noch bei weiteren Beispielen konnte das vermutet werden.

War die Entscheidung einmal gefallen, so trugen die Angehörigen sie fast immer mit. Sie leisteten nicht nur aufopfernd pflegerische und menschliche Betreuung, sondern sahen sich gegebenenfalls sogar als Garanten des Sterbewunsches: Wenn die sterbende Person selbst nicht mehr wach und stark genug ist, ärztliche Unterstützung zu erbitten, können Angehörige sich für sie an den Arzt wenden. Das gilt wohl vor allem in der Sterbephase, weil es dann manchmal zu Komplikationen kommt. In einem Beispiel war ein geradezu kämpferischer Einsatz einer Angehörigen erforderlich. Als am Ende noch eine Verlegung des Sterbenden in ein Pflegeheim nötig wurde, stieß die betreuende Tochter auf Unverständnis und musste unerwünschte Maßnahmen abwehren (▶ Fall 14).

Eher selten wird die Begleitung allein durch professionelle Pflegefachpersonen übernommen (z. B. ▶ Fall 2 oder ▶ Fall 6). Ein Beispiel dafür wurde in einem Artikel von Saladin et al. (2018) beschrieben und ausgiebig analysiert. Hier waren die Pflegenden äußerst bemüht, die alte, schwer leidende Patientin zu unterstützen – zeitweilig sogar gegen den Willen der Heimleitung. Die Autoren fassten in einem Modell verschiedene Faktoren zusammen, die für die Bereitschaft, den FVNF mitzutragen, relevant sind. Erwartungsgemäß spielen hierbei Alter und Zustand beziehungsweise Krankheitsbild der sterbewilligen Person eine große Rolle. Auch wenn Pflegefachpersonen nicht immer offen für solch eine Sterbebegleitung sind (z. B. ▶ Fall 6) – zumindest in schweizerischen und deutschen Pflegeheimen ist eine grundsätzliche Abwehrhaltung gegenüber dem FVNF heutzutage wohl nicht mehr die Regel (z. B. Stängle et al. 2020).

Eine breit angelegte Befragung in der Schweiz, an der neben Ärzt:innen Führungspersonen von Einrichtungen der ambulanten wie der Langzeitpflege beteiligt waren (Stängle et al. 2019), ergibt ein differenzierteres Bild der Situation. Es wird darauf hingewiesen, dass leider unter den oft angespannten, realen Bedingungen des Pflegeberufs der FVNF für die Unterstützenden mit einem grenzwertigen Zusatzaufwand verbunden sein kann. Dass trotz allem bei Pflegenden aktuell wohl ein Interesse besteht, sich mit dem FVNF auseinanderzusetzen, ist auch daran abzulesen, dass in zwei Zeitschriften der Pflegebranche ausführliche Interviews mit einem von uns (C. W.) erschienen sind (Teigeler, 2018, 2019).

Manche Autoren (z. B. Riedel 2019) diskutieren, ob das Unterstützen eines FVNF den Angehörigen Zweifel und moralische Probleme (»moral distress«) bereiten könnte. Auch hierzu findet sich in unserer Fallsammlung kein eindeutiges Beispiel. Auf der anderen Seite mag es vorkommen, dass die sterbewillige Person durch viel Bewunderung seitens der Angehörigen und etlicher Freunde, die zu Abschiedsbesuchen kommen (z. B. ▶ Fall 2), ungewollt unter einen Erwartungsdruck gerät, den FVNF durchzuhalten. Möglicherweise wird es ihr dadurch schwer gemacht, ihr Vorhaben wieder aufzugeben, falls sie im Grunde doch noch Zweifel hat, ob der FVNF für sie wirklich das Richtige ist. Dies aber wie einen Regelfall darzustellen (Heller & Kränzle, 2019), ist zu einseitig.

Überraschungen

So gut wie nie erfährt man aus unseren Fallerzählungen von einem weltanschaulichen oder religiösen Ringen in der Vorbereitungsphase, auch wenn uns einige

Beispiele dazu aus anderen Quellen bekannt sind. Warum sollten die Gewährsleute uns das unterschlagen haben? War es ihnen vielleicht zu kompliziert oder – gemessen an der praktischen Bewältigung des anstehenden FVNF – nicht wichtig genug? Möglicherweise kommt es zum Sterbefasten bislang hauptsächlich in Familien, die weniger streng als andere mit weltanschaulichen Fragen umgehen. Aber in einigen Fällen, die wir nicht verwenden durften, zeigte sich, dass der religiöse Hintergrund für die Bereitschaft, einen FVNF zu begleiten oder eben nicht, durchaus eine wichtige Rolle spielen kann.

Es gab mehrere Fälle, in denen sich das Sterbefasten über viele Wochen (im Extrem drei Monate!) hinzog, weil die sterbewillige Person sich nicht zum konsequenten Trinkverzicht entscheiden konnte oder dies einfach nicht für nötig hielt (▶ Fall 7). Man hätte nun erwarten können, dass dies für die begleitenden Angehörigen zu einer starken Belastung führte – doch hier traf das nicht zu (ebenso bei einem weiteren Fall, den wir nicht veröffentlichen durften). Eher war es für die zum Sterben Entschlossenen ein Problem, dass sie nach einiger Zeit immer noch am Leben waren; manchmal (z. B. ▶ Fall 8) entschlossen sie sich dann doch noch, radikal auf Flüssigkeit zu verzichten und gelangten danach auch in relativ kurzer Zeit an ihr gewünschtes Ziel.

Zeug:innen des FVNF werden zu Multiplikatoren

Wiederholt war es in den vorliegenden Fallgeschichten der Wunsch der sterbewilligen Person oder die Idee eines Angehörigen, hinterher anderen Menschen das Geschehene als eine positive Erfahrung mitzuteilen. Das kann sich darauf beschränken, bei sich bietenden Gelegenheiten Bekannte, gegebenenfalls auch andere (z. B. in Diskussionen bei öffentlichen Veranstaltungen) auf die Möglichkeit des FVNF hinzuweisen und/oder ihnen das Erlebte zu erzählen (wie es uns z. B. für ▶ Fall 14 bekannt ist). Eine weitergehende Möglichkeit ist, Zeitungen oder andere Medien dafür zu interessieren. Sowohl beim wohl frühesten bekannt gewordenen Fall (dem Tod der Mutter des Arztes David M. Eddy; siehe Einleitungsteil zu den Fallgeschichten) als auch bei einem der neuesten (▶ Fall 12) gelang dies. Auch die »New York Times« (z. B. ▶ Fall 9) und britische Zeitungen wie »The Guardian« (z. B. ▶ Fall 5) haben solche und andere Berichte zum Thema Sterbehilfe wiederholt in großer Ausführlichkeit publiziert.

Hingegen waren uns bis zur Drucklegung dieses Buches nur zwei derartige Beispiele aus deutschsprachigen Zeitungen bekannt, nämlich der Tod des Philosophen Claus Koch (Frank 2011) und der Tänzerin Tana Herzberg (▶ Fall 16; Diening 2016). Mehrfach bezogen sich die Zeitungen jedoch auf Fälle, denen ganze Bücher gewidmet waren, meist »Sterbefasten« von Christiane zur Nieden (2019) und gelegentlich »Ich will selbstbestimmt sterben!« von Frauke Luckwaldt (2018). Ein drittes derartiges Buch – allerdings in Romanform – ist »Durstig« von Martina Rutschmann (2017).

Sich dem Sterbefasten wissenschaftlich nähern

Das Material, das uns für die dargestellten Fallbeispiele zur Verfügung stand, ist zwar reichhaltig, aber es konnte nicht unter Einhaltung methodischer Standards für wissenschaftliche Studien gewonnen werden. Es eignet sich somit nicht, um evidenzbasierte, generalisierbare Schlussfolgerungen zu ziehen. Prinzipiell stellt sich daher die Frage, welche weiteren Erkenntnisse die Forschung zum Sterbefasten liefern kann. Zunächst: Das Interesse der Wissenschaft am FVNF nimmt derzeit zu, was sich auch in der Datenbank »PubMed« anhand steigender Publikationszahlen in renommierten Fachzeitschriften zeigt. Das gesicherte Wissen zum FVNF dürfte dank dieser Forschung immer solider und umfassender werden. Wichtig ist dies u. a. für die Beurteilung des FVNF durch medizinische Fachgesellschaften, aber auch für die Einbeziehung des Themas in die Ausbildung von Ärzt:innen und Pflegefachpersonen.

Zwei wissenschaftliche Untersuchungen zum FVNF aus der jüngeren Vergangenheit (Batzler et al. 2023; van Leeuwen, 2024) stellen eine durchschnittlich sehr hohe Belastung der Sterbenden durch Durst fest – trotz guter Mundpflege. Dies steht in deutlichem Widerspruch zu den Einschätzungen von Expertengruppen wie Wechkin et al. (2023) und der Königlichen Niederländischen Medizinischen Gesellschaft (KNMG; 2024): Diese besagen, dass aufgrund der bisherigen, doch recht umfangreichen Erfahrungen mit dem FVNF dieser als durchaus zumutbar bewertet werden kann, vorausgesetzt eine professionelle Mundpflege ist gewährleistet.

Die Folgerungen der beiden erwähnten Studien (also Batzler et al. 2023; van Leeuwen, 2024) dürfen daher als vorläufig bewertet werden, zumal sie auf niedrigen Fallzahlen (neun bzw. vier) beruhen. Zu wünschen sind weitere, breit angelegte prospektive Studien über die Belastungen durch Durst beim Sterbefasten. Hierbei sollten auch andere Aspekte einbezogen werden, nicht zuletzt, wie häufig es zu einem Delir kommt, aber z. B. auch, ob ein unterstützendes soziales Umfeld (Angehörige, Freund:innen, aber auch *professionell Pflegende*) das Empfinden physischer Belastungen verringern kann.

2024 fassten Ness und Pope den bisherigen Wissensstand zum FVNF zusammen, wie er sich aus der Sichtung relevanter Publikationen ergab. Die Autorin und der Autor listen am Ende ihrer Publikation eine Reihe noch nicht oder nur unbefriedigend beantworteter Fragen auf, denen sich die Fachwelt künftig widmen sollte. Diejenigen, die unseres Erachtens von besonderer Wichtigkeit sind, werden im Folgenden kurz angesprochen:

a) Wie häufig kommt der FVNF in verschiedenen Ländern vor? Dazu gibt es schon diverse Schätzungen, wenn auch unseres Wissens keine für die deutschsprachigen Staaten. Eine Schwierigkeit für derartige Schätzungen ist die Verfügbarkeit belastbarer Daten, da FVNF als Todesursache bei den Behörden vermutlich weit seltener angegeben wird, als es der tatsächlichen Häufigkeit entspricht.

b) Welche konkreten Erfahrungen beim FVNF sind vor allem dafür relevant, ob Patient:innen das Sterbefasten als einen guten oder schlechten Weg bewerten?

c) Was ist nötig, um ein Sterbefasten optimal vorzubereiten?

d) Sollte eine palliative Sedierung immer in Betracht gezogen werden, falls der FVNF-Verlauf für die sterbewillige Person am Ende kaum noch zu ertragen ist?

e) Wie sieht eine gute Unterstützung beim FVNF seitens der Ärzt:innen und Pflegefachpersonen sowie der im Verwaltungsbereich (z. B. von Heimen oder Kliniken) Verantwortlichen aus?

f) Wie blickt man derzeit im Hospiz-Sektor auf den FVNF, und welche Grundsätze dazu sollten gelten?

g) Eine besonders heikle medizinethische Frage ist, ob und unter welchen Voraussetzungen Ärzt:innen oder auch Hospizleitungen Patient:innen gegenüber die Empfehlung aussprechen dürfen, ein Sterbefasten in Betracht zu ziehen. Letztlich müssten internationale oder zumindest nationale Fachgesellschaften dazu Empfehlungen erarbeiten.

h) Sollte im Advance Care Planning (ACP), also der Gesundheitlichen Versorgungsplanung für die letzte Lebensphase, der FVNF ein reguläres Thema sein (was z. B. hier https://www.advancecareplanning.de/ (Zugriff am 01.09.2025) bei Drucklegung des Buches anscheinend nicht der Fall war)?

Obwohl auf absehbare Zeit auf diese Fragen leider keine gut gesicherten Antworten gegeben werden können, sollten vor allem Ärzt:innen einer Person, die ein Sterbefasten in Betracht zieht, ihre Einschätzungen bezüglich der möglichen Belastungen mitteilen, die ein solches mit sich bringen kann. Es sollte also analog zu medizinischen Eingriffen eine informierte Einwilligung (engl. informed consent) eingeholt werden, auch wenn zu möglichen Begleitsymptomen des FVNF nur Vermutungen geäußert werden können. Bis auf weiteres müssen damit alle Ärzt:innen sich aufgrund verfügbarer Quellen wie diesem und anderen Büchern über das Sterbefasten sowie anhand der oben erwähnten »Handreichungen« von Expertengruppen ihre eigene Sichtweise erarbeiten.

Das Kriterium der Selbstbestimmungsfähigkeit beim freiwilligen Verzicht auf Nahrung und Flüssigkeit: Psychische Erkrankungen, Delir und andere Herausforderungen

Manuel Trachsel

Selbstbestimmungsfähigkeit als entscheidendes moralisches Kriterium beim freiwilligen Verzicht auf Nahrung und Flüssigkeit

Aus ethischer und juristischer Sicht ist es besonders relevant, ob die *Entscheidung*, durch *freiwilligen Verzicht auf Nahrung und Flüssigkeit* (FVNF) oder durch *assistierten Suizid* zu *sterben*, selbstbestimmt erfolgt oder ob die Entscheidungsfähigkeit durch bestimmte Ursachen wie beispielsweise eine psychische Störung oder im Rahmen einer neurodegenerativen Erkrankung eingeschränkt oder aufgehoben ist. Juristisch unangreifbar wird die Entscheidung erst, wenn die betreffende Person auch die rechtlichen Aspekte verstanden und sich über Alternativen (ggf. Palliative Care) informiert hat und auch kein Druck seitens Dritter zur Lebensbeendigung bestand. Ist dies der Fall, so kann die Entscheidung als »freiverantwortlich« bezeichnet werden. Mit dem in der Realität komplexen Verhältnis von Selbstbestimmungsfähigkeit und Freiverantwortlichkeit setzt sich z. B. Birnbacher (2025) auseinander. Die Mehrzahl der sogenannt »harten« Suizide basiert nicht auf einem freiverantwortlichen Willensakt, sondern erfolgt im Kontext schwerer psychischer Erkrankungen, weshalb die Prävention solcher Suizide zu Recht seit je her eine der wichtigsten Aufgaben der Psychiatrie darstellt. Daneben kommen jedoch auch *freiverantwortliche Suizide* vor – selbständige sogenannte Bilanzsuizide und freiverantwortliche assistierte Suizide. Hoff und Venzlaff (2008) schreiben dazu, dass

> »[…] natürlich die Möglichkeit einer suizidalen Handlung im Sinne eines autonomen (und nicht via Krankheit unfreien) Entschlusses [besteht]. Und es mag stimmen, dass der Psychiater aufgrund seiner selektiven Wahrnehmung und Erfahrung diese Form der Suizidalität unterschätzt oder zu wenig anerkennt. Umgekehrt gilt freilich auch, dass die fälschliche Unterstellung von Autonomie und persönlichem Entschluss bei einer tatsächlich aber vorliegenden und potenziell gut behandelbaren Störung im Fall von Suizidalität eine fatale, oft nicht mehr korrigierbare Fehleinschätzung darstellt« (S. 853).

Wenn eine Person beschließt, durch FVNF zu sterben, kann diese Absicht als suizidal bewertet werden. Auch wenn die Umsetzung dieser Absicht nicht damit vergleichbar ist, was bei einem assistierten Suizid geschieht, wird der FVNF von manchen als suizidale Handlung aufgefasst (z. B. Jox et al. 2017). Diese Sichtweise teilen jedoch nicht alle Fachpersonen (für eine vertiefte Diskussion, siehe z. B. Schneider et al. 2020), und es existieren auch wesentliche Unterschiede zwischen FVNF und (assistiertem) Suizid: Zum Beispiel verläuft der Sterbeprozess beim FVNF vergleichsweise langsam und gleicht durch die langsame Dehydrierung natürlichen Sterbeverläufen infolge schwerer körperlicher Erkrankung. Zudem ist der FVNF dank Wiederaufnahme von Flüssigkeit und Nahrung grundsätzlich reversibel (bis wann dies ohne bleibende Schäden möglich ist, lässt sich nicht generell sagen), wogegen es beim assistierten Suizid nach der Zuführung der toxischen Substanz kein Zurück mehr gibt.

Ein weiterer Unterschied ist, dass der FVNF naturgemäß einen Verzicht darstellt, um den Sterbeprozess entweder zu beschleunigen oder den Tod vorzeitig herbeizuführen, wohingegen der assistierte Suizid eine Nachfrage nach aktiver Unterstützung mit sich bringt, um den Tod vorzeitig herbeizuführen. Aus den Fallbeispielen dieses Buches geht jedoch hervor, dass sich viele Sterbewillige auch beim FVNF Assistenz respektive Begleitung durch Angehörige und/oder medizinische Fachpersonen wünschen. In mehreren Fällen wurde der FVNF auch nur deshalb gewählt, weil die Möglichkeit des assistierten Suizids nicht gegeben war. Das entscheidende moralische Kriterium ist sowohl beim FVNF als auch beim assistierten Suizid das Vorliegen von Selbstbestimmungsfähigkeit.

Im vorliegenden Kapitel werden primär vier Fragen diskutiert:

1. Unter welchen Voraussetzungen kann die Entscheidung einer Person zu sterben als selbstbestimmt und als freiverantwortlicher Willensakt eingestuft werden, so dass eine Unterstützung der sterbewilligen Person bei ihrem Vorhaben ethisch vertretbar ist?
2. Wann und insbesondere bei welchen psychischen Erkrankungen kann die Selbstbestimmungsfähigkeit hinsichtlich des Sterbewunsches beeinträchtigt sein?
3. In welchen Situationen sollte versucht werden, eine Person vom FVNF abzuhalten?
4. Wie soll vorgegangen werden, wenn eine bei der Entscheidung zum FVNF selbstbestimmungsfähige Person im Verlauf des Sterbeprozesses eine Bewusstseinstrübung oder gar ein Delir entwickelt und aufgrund dessen ihre Selbstbestimmungsfähigkeit verliert? Was können vorgängige Gespräche mit Fachpersonen und Angehörigen, eine Patientenverfügung oder Advance Care Planning (ACP) leisten, um solche Situationen im Sinne der sterbewilligen Person zu gestalten?

Kriterien der Selbstbestimmungsfähigkeit

Die wichtigste Voraussetzung, um die Entscheidung einer Person zum FVNF aus ethischer Sicht respektieren zu können ist, dass der Entschluss zu sterben ein *freiverantwortlicher, selbstbestimmter Willensakt* ist. Voraussetzungen für die Selbstbestimmung sind sowohl das Vorliegen von Selbstbestimmungsfähigkeit als auch das Fehlen von äußerem Druck oder unangemessener Beeinflussung hinsichtlich der Entscheidung (undue pressure; z. B. Plotkin et al. 2016).

Aus ethischer Sicht ist sowohl die Achtung der *Selbstbestimmung* selbstbestimmungsfähiger Personen zentral und gleichzeitig die Verpflichtung zu *Fürsorge* und *Schutz* für diejenigen, deren Fähigkeit zu selbstbestimmten Entscheidungen nicht mehr gegeben ist. Rehbock (2004) bringt es wie folgt auf den Punkt:

»Wer die Autonomie anderer achten will, darf die Verpflichtung zur Fürsorge nicht aus den Augen verlieren. […] Wer für andere sorgt, darf die Verpflichtung zur Achtung ihres Willens nicht außer Acht lassen« (S. 84).

Die Selbstbestimmungsfähigkeit einer sterbewilligen Person zum Zeitpunkt der Entscheidung für einen FVNF ist somit wichtig, damit diejenigen, die ihr im Verlauf des Sterbeprozesses beistehen – sowohl medizinische Fachpersonen als auch Angehörige –, eine ethische und rechtliche Grundlage für ihre Unterstützung haben.

Dementsprechend ist es nötig, die Kriterien für das Vorliegen der Selbstbestimmungsfähigkeit zu kennen und sich im Kontakt mit Personen, die einen FVNF erwägen, zu versichern, dass diese Kriterien erfüllt sind. Bei Personen, die sich bereits im Sterbeprozess im Rahmen eines FVNF befinden, darf kein erheblicher Zweifel bestehen, dass die Kriterien für die Selbstbestimmungsfähigkeit zum Zeitpunkt der Entscheidung erfüllt waren.

Die Rechtsbegriffe für die *Selbstbestimmungsfähigkeit* sind *Einwilligungsfähigkeit* (oder auch *Einsichtsfähigkeit*) in Deutschland und *Urteilsfähigkeit* in der Schweiz; im englischsprachigen Raum wird von *decision-making capacity* oder von *decisional competence* gesprochen.

Die gängigen Kriterien für das Vorliegen der Selbstbestimmungsfähigkeit hinsichtlich einer medizinisch indizierten Behandlung gelten auch beim assistierten Suizid und beim FVNF. Die Schweizerische Akademie der Medizinischen Wissenschaften (SAMW 2019) hat medizin-ethische Richtlinien zum Thema Urteilsfähigkeit publiziert, in denen wichtige Grundsätze für die Beurteilung der Selbstbestimmungsfähigkeit enthalten sind (siehe auch Trachsel & Biller-Andorno 2022):

- Grundsätzlich wird die Selbstbestimmungsfähigkeit vermutet. Diese wird nur dann genauer evaluiert, wenn begründbare Zweifel an dieser aufkommen (SAMW 2019).
- Unkonventionelle Entscheidungsgründe müssen nicht automatisch bedeuten, dass die Selbstbestimmungsfähigkeit aufgehoben ist. Die Entscheidungsgründe einer Person können jedoch Anlass für eine Infragestellung der Selbstbestimmungsfähigkeit sein (SAMW 2019).
- Die Selbstbestimmungsfähigkeit wird situations- und zeitbezogen beurteilt. Sie ist erneut zu evaluieren, wenn es Hinweise darauf gibt, dass sich der Zustand der Person verändert hat (SAMW 2019).
- Die Tragweite der Entscheidung ist für die Beurteilung relevant. Je weitreichender oder dauerhafter die Konsequenzen einer Entscheidung sind, desto sorgfältiger ist zu prüfen, ob die Voraussetzungen für eine selbstbestimmte Entscheidung gegeben sind (SAMW 2019).

Dieser letztgenannte Grundsatz betrifft auch den FVNF, da dessen ultimative Konsequenz ja der Tod ist. Beim Vorliegen erheblicher begründbarer Zweifel besteht die Pflicht einer besonders sorgfältigen Evaluation, das heißt, dass die Selbstbestimmungsfähigkeit gegebenenfalls von mindestens einer weiteren Fachperson evaluiert werden sollte (*Vieraugenprinzip*). Dies heißt jedoch nicht, dass andere oder gar »härtere« Kriterien gelten. Die Entscheidung für einen FVNF bringt zwar weitreichende und dauerhafte Konsequenzen mit sich; die Erfüllung der Kriterien der Selbstbestimmungsfähigkeit ist jedoch beim FVNF nicht besonders schwierig, da es sich – wie auch beim assistierten Suizid – nicht um eine besonders komplexe Entscheidungssituation handelt (Shaw et al. 2018). In der Medizin und in anderen Lebensbereichen gibt es weitaus komplexere Entscheidungssituationen, für die es deutlich schwieriger ist, selbstbestimmungsfähig zu sein (z. B. komplexe onkologische Therapien oder komplexe Geschäftsmodelle). Entsprechend dürften die allermeisten Personen, die sich für einen FVNF entscheiden, die Kriterien für die Selbstbestimmungsfähigkeit erfüllen und daher aus freiverantwortlichem Willen handeln.

Konsultiert jemand vor Beginn eines FVNF eine ärztliche Fachperson, so sollte diese die Entscheidungsgründe erfragen und, wenn nötig, den Entscheidungsprozess evaluieren und die Kriterien für die Selbstbestimmungsfähigkeit anwenden, um zu beurteilen, ob es sich um einen freiverantwortlichen Willensakt handelt. Zum Beispiel die Hausärztin oder den Hausarzt zu konsultieren, wie in den Fallgeschichten von Wiebke E. (▶ Fall 3), Jean Davies (▶ Fall 5), Herr V. (▶ Fall 6), Ellen Schwiers (▶ Fall 7) und Franny N. (▶ Fall 15), kann sowohl der sterbewilligen Person als auch denen, die sie unterstützen, Sicherheit bieten.

Wenn jemand selbständig und ohne Rücksprache mit Angehörigen, Pflegenden oder einer ärztlichen Fachperson bereits mit einem FVNF begonnen hat, stellt es eine Herausforderung dar, die Selbstbestimmungsfähigkeit zum Zeitpunkt des Entschlusses im Zweifelsfall *retrospektiv* zu evaluieren, besonders wenn die sterbewillige Person nicht mehr verbal kommunizieren kann oder will, der Sterbeprozess bereits weit fortgeschritten ist und die Selbstbestimmungsfähigkeit zum Untersuchungszeitpunkt nicht mehr gegeben ist, beispielsweise aufgrund einer Bewusstseinseintrübung oder eines Delirs (zur Relation von Delir und FVNF, siehe unten). Falls keine erheblichen und begründbaren Zweifel an der Selbstbestimmungsfähigkeit bestehen, wird diese jedoch auch in den genannten Situationen vermutet.

Für die sorgfältige Evaluation der Selbstbestimmungsfähigkeit beim Vorliegen erheblicher Zweifel haben Grisso und Appelbaum die folgenden international weitgehend anerkannten *Standard-Kriterien* geprägt (Grisso & Appelbaum 1998; Appelbaum 2007), an denen sich auch die deutschsprachigen Länder orientieren (Vollmann et al. 2003; Vollmann 2007): Es handelt sich um die Fähigkeit,

- behandlungsbezogene Informationen zu verstehen.
- die Bedeutung der vermittelten Informationen für die eigene Situation zu erfassen.
- Informationen rational zu gewichten und Alternativen zu vergleichen.
- eine Wahl zu äußern.

Für das Informationsverständnis und den Bezug der Informationen auf die eigene Situation bedarf es der *Erkenntnisfähigkeit*, das heißt der Fähigkeit, die Außenwelt zumindest in ihren Grundzügen richtig zu erkennen und sich ein adäquates Bild der Realität zu verschaffen (Dittmann 2008).

Informationen rational zu gewichten und Alternativen zu vergleichen, verlangt *Wertungsfähigkeit*, das heißt die Fähigkeit zu rationaler Beurteilung und das Vermögen, sich über die Tragweite und die Opportunität der in Frage stehenden Handlung ein vernünftiges Urteil zu bilden (Dittmann 2008). Nur teilweise äquivalent zur Fähigkeit, eine Wahl zu äußern (Grisso & Appelbaum 1998), ist die von Dittmann (2008) genannte Fähigkeit zur Willensbildung, das heißt aufgrund der gewonnenen Einsicht und eigener Motive einen nach außen wirksamen Willen zu bilden, also bei verschiedenen denkbaren Möglichkeiten eine Entscheidung zu treffen. Von Grisso und Appelbaum (1998) nicht explizit als Kriterium genannt, ist die Willensumsetzungsfähigkeit oder Willenskraft gemäß gewonnener Einsicht und eigenem Willen zu handeln, das heißt auch über die Fähigkeit zu verfügen, dem Versuch einer fremden Willensbeeinflussung in angemessener Weise Widerstand zu leisten.

Bezüglich FVNF ist offensichtlich, dass aufgrund des protrahierten Verlaufs und der möglichen unerwünschten Symptome, die im Sterbeprozess auftreten können, eine erhebliche Willenskraft unter Beweis gestellt wird, wenn eine Person den Verzicht bis zum Tod durchhält. Um jedoch die Erkenntnisfähigkeit, Wertungsfähigkeit und Fähigkeit zur Willensbildung beurteilen zu können, ist das direkte Gespräch mit der betreffenden Person unabdingbar.

Beeinträchtigen psychische Erkrankungen die Selbstbestimmung hinsichtlich FVNF?

Wenn akzeptiert wird, dass der Wunsch nicht mehr weiterzuleben, sowohl aufgrund somatischer als auch aufgrund psychischer Symptome oder existentieller Gründe entstehen kann, ist dies ein gewichtiges Argument dafür, die Entscheidung zum FVNF oder zu einem assistierten Suizid auch bei Personen mit psychischen Störungen grundsätzlich zu respektieren und aus ethischer Sicht auch bei diesen Personen das Kriterium der Selbstbestimmungsfähigkeit ins Zentrum zu stellen (Trachsel & Jox 2022). Entsprechend ist nicht nur der FVNF, sondern auch der assistierte Suizid auf der Grundlage von behandlungs-refraktären psychischen Störungen heute in mehreren europäischen Ländern Realität.

Auch bei Personen mit psychischen Störungen sollte die Selbstbestimmungsfähigkeit grundsätzlich vermutet werden und sie sollten bezüglich FVNF nicht a priori anders behandelt und damit diskriminiert werden. Es ist unzulässig, beim Vorliegen einer psychischen Störung direkt von der Diagnose auf Selbstbestimmungsunfähigkeit zu schließen. »Je nach Art der psychischen Störung können unterschiedliche, für selbstbestimmtes Entscheiden relevante, mentale Fähigkeiten mehr oder weniger lang beeinträchtigt sein« (SAMW 2019, S. 16). Personen mit psychischen Störungen

> »haben vom Grundsatz her dieselben Rechte und Pflichten wie alle anderen Personen, was niemand bestreiten wird. Aber sie sind eben auch psychisch kranke Personen. Dies wiederum bedingt eine spezifische, auf diesen Personenkreis zugeschnittene Herangehensweise – nicht etwa, um Grundrechte einzuschränken, sondern, im Gegenteil, um die Möglichkeit zu schaffen, Grundrechte in verantwortlicher Weise praktisch anwendbar zu machen.« (Hoff 2012, S. 853)

Die Einwilligungs- respektive Selbstbestimmungsfähigkeit ist auch bei schweren psychischen Störungen meistens gegeben (z. B. Okai et al. 2007) und diese Personen können den Wunsch nach einem beschleunigten oder »verfrühten« Sterben (engl. »hastened death«) haben, ohne dass dieser unbedingt durch ihre psychische Störung beeinträchtigt sein muss (Yager et al. 2018).

> »Innerhalb der diagnostischen Gruppen besteht jedoch eine grosse Heterogenität, was die für selbstbestimmtes Entscheiden relevanten mentalen Fähigkeiten betrifft. Es kann in den jeweiligen diagnostischen Gruppen sowohl Personen mit erhaltener als auch mit eingeschränkter [Selbstbestimmungsfähigkeit] hinsichtlich bestimmter Entscheidungen [geben]« (SAMW 2019, S. 16).

Zudem führen psychische Störungen

> »[...] im Verlauf typischerweise zu ausgeprägten Schwankungen des Befindens. Dies hat gravierende Auswirkungen auf die Entscheidungsprozesse der betreffenden Person. Auch ein Suizidwunsch, selbst wenn er im Erstkontakt wohlüberlegt wirkt und stimmig vorgetragen wird, kann am nächsten Tag bei geänderter affektiver Grundlage abgeschwächt, anders akzentuiert oder gar verschwunden sein« (Hoff 2012, S. 853).

In der folgenden Tabelle (► Tab. 1) sind Beispiele genannt, bei denen ein:e Psychiater:in zur Evaluation beigezogen werden sollte, um die entsprechend genannten Kriterien der Selbstbestimmungsfähigkeit für FVNF zu prüfen.

Tab. 1: Beispiele für Zweifel an der Selbstbestimmungsfähigkeit bezüglich FVNF bei psychischen Erkrankungen.

Zweifel	Beispiele
Zweifel an der Erkenntnisfähigkeit	Ein Patient mit chronischer paranoider Schizophrenie und seit Jahren bestehendem Sterbenswunsch erlebt persistierende akustische Halluzinationen, die nur ungenügend auf antipsychotische Medikamente ansprechen. Es ist unklar, ob sein Sterbewunsch durch FVNF mit kommentierenden und imperativen Stimmen zusammenhängt, die ihm permanent sagen, dass er wertlos sei und es besser wäre, wenn er nicht mehr leben würde.
Zweifel an der Wertungsfähigkeit	Eine Patientin mit einer wahnhaften Störung hat die Überzeugung, dass sie sterben müsse, damit die Welt gerettet wird.
Zweifel an der Wertungsfähigkeit	Eine alleinstehende Patientin mit einer seit Jahrzehnten bestehenden behandlungs-refraktären depressiven Störung erwägt einen FVNF, da sie seit Jahren keine Lebenskraft mehr spürt, ihr Leben als nicht mehr lebenswert empfindet und hinsichtlich ihrer Zukunft absolut hoffnungslos ist.
Zweifel an der Fähigkeit zur Willensbildung	Ein Patient mit einer multiplen Substanzabhängigkeit (u. a. Alkohol, Heroin, Kokain) und Symptomen einer neurodegenerativ bedingten Beeinträchtigung des Gedächtnisses äußert immer wieder den Wunsch nach FVNF, da er sich vor einer schweren Demenz fürchtet und nicht vollständig pflegebedürftig werden möchte.

Bei den in der Tabelle (▶ Tab. 1) beschriebenen Personen ist es möglich bis wahrscheinlich, dass der Sterbewunsch nicht selbstbestimmt und die Entscheidung zum FVNF Ausdruck der psychischen Erkrankung ist. Neben der Selbstbestimmungsfähigkeit hinsichtlich FVNF sollte bei den in Tabelle 1 beschriebenen Personen insbesondere auch geprüft werden, ob die Patienten ihre Prognose und therapeutische Erfolgschancen bei professioneller psychiatrischer Behandlung realistisch einschätzen.

Stellt sich bei einer Person nach fachgerechter Evaluation heraus, dass sie hinsichtlich der Entscheidung zum FVNF nicht selbstbestimmungsfähig ist, so rückt bei der moralischen Abwägung der zwei ethischen Prinzipien des Respekts vor der Selbstbestimmung und des Schutzes des Lebens die moralische Verpflichtung des Patientenschutzes und die Pflicht, die Person vor weiterem Schaden zu bewahren, in den Vordergrund. Die sterbewillige Person sollte in diesem Fall vom Sterbewunsch durch FVNF abgebracht oder gar abgehalten werden. Bei fehlender Selbstbestimmungsfähigkeit und einer gleichzeitigen akuten Eigengefährdung könnte als Ultima Ratio auch eine Unterbringung gegen den Willen der Person mit Zwangsernährung angeordnet werden. Für viele dieser Patient:innen dürfte es jedoch sowieso eine zu große Herausforderung sein, den FVNF durchzustehen (Bolt et al. 2023).

Das Delir, dessen Auftreten und Behandlung beim FVNF

Beim allergrößten Teil der in diesem Buch dargestellten Fallgeschichten besteht kein begründbarer Zweifel an der Selbstbestimmungsfähigkeit der sterbewilligen Person und es kann deshalb davon ausgegangen werden, dass der Entschluss zum FVNF einen freiverantwortlichen Willensakt darstellte. Bei an anderer Stelle beschriebenen Fällen wurde über Bewusstseinstrübungen, Verwirrtheit und Delir im Rahmen des FVNF berichtet (siehe z. B. zur Nieden & zur Nieden 2019).

Eine *Verwirrtheit* ist eine Bewusstseinsstörung, die vor allem durch Orientierungsstörungen (örtlich, zeitlich, situativ oder bezüglich der eigenen Person) und eingeschränkte Merkfähigkeit gekennzeichnet ist. Ein *Delir* geht darüber hinaus und ist ein akut auftretendes, ernsthaftes neuropsychiatrisches Syndrom mit multiplen Ursachen, das grundsätzlich reversibel ist und fluktuiert; die Kernsymptome umfassen neben den Symptomen der Verwirrtheit (Störung der Orientierung und Merkfähigkeit) Unaufmerksamkeit, Wahrnehmungsstörungen (z. B. Halluzinationen) Störungen des Schlaf-Wach-Rhythmus, eine veränderte Psychomotorik (hyperaktiv, hypoaktiv oder wechselnd) eine globale Dysfunktion kognitiver Fähigkeiten inklusive Denken und Gedächtnis. Das Delir wird deshalb auch als *akutes Hirnversagen* bezeichnet (Maldonado 2017).

Verwirrtheit und Delir sind keine für den FVNF spezifischen Zustände. Bis zu 80 Prozent aller Menschen am Lebensende durchlaufen eine Phase der Verwirrtheit (Borasio 2014) und bei ungefähr 20 bis 45 Prozent mündet diese Verwirrtheit am Lebensende in ein Delir (Caraceni et al. 2000; Hosie et al. 2013; Lawlor et al. 2000). Es muss davon ausgegangen werden, dass es auch beim FVNF zu einem Delir kommen kann (siehe z. B. Bolt et al. 2015; Wax et al. 2018), auch wenn in keinem der im vorliegenden Buch präsentierten Fallgeschichten ein Delir festgestellt wurde.

Die Entstehung eines Delirs ist pathophysiologisch äußerst komplex; diskutiert werden weit über 100 Mechanismen der Delir-Entstehung (Maldonado 2017). Meistens wird ein Delir durch pathologische körperliche Prozesse ausgelöst, die rückgängig gemacht oder kompensiert werden können (de la Cruz & Bruera 2014). Unter den wichtigsten Ursachen für ein Delir fungieren jedoch Zustände, die ihrerseits Folgen eines FVNF sind, nämlich Mangelernährung, Dehydrierung oder Elektrolytverschiebungen in Blut und extrazellulärer Flüssigkeit.

Auch einige Medikamente erhöhen das Risiko für ein Delir, unter anderem Opioide wie Morphin oder Pethidin.

Um einem Delir beim FVNF vorzubeugen, ist auf eine Anwendung von Opioiden deshalb nach Möglichkeit zu verzichten, außer es bestehen unkontrollierbare Schmerzen, große Atemnot oder andere Symptome, die nicht anders behandelt werden können. Vielmehr sollten nicht-medikamentöse Strategien im Vordergrund stehen wie beispielsweise eine klare zeitliche Strukturierung des Tagesablaufs, ein regelmäßiger Tag-Nacht-Rhythmus, Reizabschirmung und einfache Kommunikation mit kurzen und klaren Fragen (Trachsel 2018). Reichen diese Strategien nicht aus und muss ein Medikament zur Anwendung kommen, sollten in erster Linie niedrige Dosen eines Antipsychotikums eingesetzt werden; entweder das klassische Haloperidol oder ein atypischer Wirkstoff wie Olanzapin, Risperidon oder Quetiapin (Wang, Woo & Bahk 2013). Erst in zweiter Linie sollte bei einem hyperaktiven Delir mit starker Unruhe auch an den Einsatz eines zusätzlichen Benzodiazepins wie Lorazepam gedacht werden (Hui et al. 2017). Benzodiazepine können Angst und Atemnot lindern. Vorsicht geboten ist jedoch bei den am Lebensende besonders oft vorkommenden hypoaktiven Delirien (Hosie et al. 2013), die durch Benzodiazepine verstärkt werden können (Trachsel 2018).

Mit dem Delir verbundene Beeinträchtigung der Selbstbestimmung hinsichtlich FVNF

Das Delir ist deshalb so zentral hinsichtlich der Frage nach der Selbstbestimmungsfähigkeit, da aufgrund der oben beschriebenen Symptome die Kriterien der Erkenntnisfähigkeit, der Wertungsfähigkeit und der Fähigkeit zur Willensbildung fast immer beeinträchtigt sind. Besonders im Vordergrund steht die Frage, wie gehandelt werden soll, wenn eine Person zwar zu Beginn des FVNF selbstbestimmungsfähig war, jedoch im Verlauf des FVNF ein Delir entwickelt und dabei ihre Selbstbestimmungsfähigkeit verliert. Im Rahmen eines Delirs ist es beispielsweise möglich, dass eine Person plötzlich wieder zu essen und zu trinken beginnt oder danach verlangt (z. B. Quill & Byock 2000).

Soll einer selbstbestimmungsunfähigen Person im Rahmen eines Delirs Nahrung und Flüssigkeit verweigert werden, obwohl sie aktuell deutlich den Willen danach äußert, falls sie sich im selbstbestimmungsfähigen Zustand klar für einen FVNF entschieden hatte? Aus rein juristischer Sicht könnte argumentiert werden, dass der Wille gilt, den die Person in ihrem letzten selbstbestimmungsfähigen Zustand geäußert hatte. Aus ethischer Sicht ist der Fall jedoch alles andere als eindeutig: Soll der aktuell geäußerte Wille, der unter Umständen mit Vehemenz und Leidensdruck geäußert wird, tatsächlich missachtet werden? Soll man so weit gehen, die Person mit Druck oder Zwang vom Essen oder Trinken abzuhalten? Ein Beispiel für eine solche Situation ist die folgende Fallgeschichte eines Patienten, der in einem Palliativzentrum beim FVNF begleitet wurde.

> »Es folgten Phasen, in denen der Patient (möglicherweise als Folge der zunehmenden Dehydratation) delirant wurde. In diesen Phasen verlangte er ausdrücklich nach Flüssigkeit, die ihm auch gereicht wurde. Sobald der Patient wieder orientiert war, zeigte er sich darüber erbost und beklagte, das behandelnde Team habe seinem vorab klar kommunizierten Willen, auf Flüssigkeit und Nahrung verzichten zu wollen, nicht entsprochen.
>
> Trotz medikamentöser und nicht-medikamentöser Massnahmen zur Behandlung und Prophylaxe des Delirs stellten sich immer wieder teilweise sehr ausgeprägte Phasen des deliranten Syndroms ein.« (Gärtner & Müller 2018, S. 676).

Dieses Beispiel legt nahe, dass es für den Fall eines Delirs mit einhergehendem Wunsch nach Essen und/oder Trinken in fortgeschrittenen Phasen eines FVNF äußerst hilfreich ist, wenn vor dem Beginn des FVNF die gewünschte Vorgehensweise mit Angehörigen und Behandelnden besprochen wird, damit alle Beteiligten sich im Klaren sind, was die Person in einer solchen Situation will (siehe z. B. Chabot 2021; Wax et al. 2018). Dies heißt jedoch nicht, dass die vorgängige Besprechung eines FVNF oder der kontinuierliche Beistand durch eine ärztliche Fachperson zwingend nötig ist, wie der Fall von Aline K. eindrücklich zeigt (▶ Fall 25).

Hilfreich ist auch, wenn die sterbewillige Person eine Patientenverfügung verfasst, in der sie sich klar dazu äußert, wie beim Verlust ihrer Selbstbestimmungsfähigkeit gehandelt werden soll. Idealerweise wird zusammen mit allen Betreuenden ein klarer Plan für solche Situationen im Rahmen eines sogenannten Advance Care Plannings (ACP) vereinbart (siehe z. B. Sudore & Fried 2010; Coors & Jox 2015).

Trotz seriöser Vorausplanung kann es jedoch sowohl für Angehörige als auch für Fachpersonen belastend sein, die delirante und selbstbestimmungsunfähige Person auf ihren vorgängig klar geäußerten Willen hinzuweisen (Horowitz, Sussman & Quill 2016). Auf der einen Seite wissen sie, wofür sich die selbstbestimmungsfähige Person klar entschieden hat und wollen deren Autonomie respektieren. Zudem ist bekannt, dass sich der Sterbeverlauf bei der Gabe von Flüssigkeit um Tage bis Wochen in die Länge ziehen kann (Ivanovic, Büche & Fringer 2014). Auf der anderen Seite sehen sie die delirante Person nach Flüssigkeit verlangen und möchten ihr dieses Leiden ersparen. Diese Situation kann von Angehörigen und Fachpersonen als quälender moralischer Konflikt erlebt werden.

Unter Fachpersonen besteht Uneinigkeit darüber, wie in diesem ethischen Konfliktfall entschieden werden soll. Während die einen der Autonomie einer selbstbestimmungsfähigen Person immer das höchste moralische Gewicht beimessen, bei einer deliranten Person im Rahmen des FVNF den Wunsch zu trinken deutlich zurückweisen und dies auch gegen Widerstand durchsetzen würden, plädieren andere dafür, dass die Befriedigung des Verlangens nach Essen und Trinken als menschliches Grundbedürfnis niemals ausgeschlagen werden darf. Gärtner und Müller schreiben dazu: »Auch ein deliranter Patient kann (wie auch ein Säugling) darüber urteilen, ob er Durst verspürt, und diesen Durst kommunizieren. Diesem Wunsch nach Flüssigkeit muss seitens der Pflege entsprochen werden.« (S. 677). Die Schweizerische Akademie der Medizinischen Wissenschaften (SAMW) hat sich dazu in ihren medizin-ethischen Richtlinien zum Umgang mit Sterben und Tod ebenfalls klar positioniert: »Auch wenn die Patientin in ihrer Patientenverfügung das Gegenteil festgehalten hat, dürfen Essen und Trinken nicht vorenthalten werden, wenn sie danach verlangt« (SAMW 2022, S. 28).

Im Rahmen des vorliegenden Buchkapitels wird keine eindeutige Empfehlung dazu abgegeben, wie im Rahmen solcher moralischer Konflikte gehandelt werden soll. Es ist jedoch wichtig, dass die unterschiedlichen Argumente in Ruhe durch die rechtlichen Vertretungspersonen zusammen mit den involvierten Angehörigen und Fachpersonen diskutiert werden, um sich auf eine der oben diskutierten Handlungsoptionen zu verständigen.

Eine schon im Grundsatz ethisch komplexe Situation ergibt sich im Fall von Charles (▶ Fall 24), weil der Patient hier nicht mehr einsichtsfähig war und ihm in der Spätphase seiner Demenzerkrankung *von anderen* nichts mehr zu essen und trinken angeboten wurde. Dadurch wurde sein Jahre zuvor in einer Patientenverfügung beschriebener und begründeter Wunsch erfüllt, das Weiterleben in Demenz abzukürzen. Darauf kann hier nicht näher eingegangen werden (siehe dazu aber »Tendenzen, die Grenzen des FVNF zu überschreiten« im nachfolgenden Kapitel). Das sogenannte »Stopping eating and drinking by advance directive«, abgekürzt »SED by AD«, wird in Quill et al. (2021) sehr ausführlich und unter den verschiedensten Gesichtspunkten erörtert.an

Sterbefasten in der Diskussion: Reaktionen und Positionen

Christian Walther

In 25 Fallgeschichten haben wir das Phänomen FVNF oder Sterbefasten dargestellt und charakterisiert, überwiegend aufgrund von Erfahrungen, die daran Beteiligte uns mitgeteilt haben. Dass man sein Leben auf diese Weise vorzeitig beenden kann, wird nun immer breiter bekannt. Für viele dürfte es ein schwieriges Thema sein, nicht nur, weil es im konkreten Fall mit erheblichen körperlichen und/oder psychischen Belastungen verbunden sein kann. Vielmehr kann es mit weltanschaulichen und politischen Haltungen kollidieren und die damit konfrontierten Menschen individuell herausfordern. Dies liegt unter anderem daran, dass sich der FVNF manchmal schlecht gegen andere Verhaltensweisen gegen Ende des Lebens abgrenzen lässt. Darauf soll zunächst eingegangen werden. Es folgt dann ein Überblick über Stellungnahmen von wichtigen Organisationen und prominenten Personen. Allerdings wird hier nicht auf die teilweise kontroversen Aussagen von Juristen zum FVNF eingegangen; vermutlich könnten letztlich nur Gerichte verbindliche Aussagen treffen, vor allem zum Punkt, ob FVNF als Suizid einzustufen ist. Schließlich werden dem FVNF ähnliche Handlungsweisen betrachtet, welche bislang meist akzeptierte Grenzen überschreiten.

FVNF ist schlecht einzugrenzen

Es ist bekannt, dass schwer kranke, sozial vereinsamte oder hochbetagte Menschen nicht selten Appetitlosigkeit entwickeln (Möhr & Fringer 2013) und deswegen irgendwann nicht mehr so ausgiebig essen und trinken möchten, wie es für die Gesunderhaltung notwendig wäre. Bei Sterbenden kann es zum völligen Verzicht auf Nahrung und Flüssigkeit kommen – nicht selten zum Leidwesen der Angehörigen und der begleitenden Gesundheitsfachpersonen. Denn gemeinsame Mahlzeiten sowie das Reichen von Nahrung, zuerst beim Kleinkind und später möglicherweise bei einem alten Verwandten, sind ein tief verankertes, kulturell geprägtes Grundbedürfnis von uns Menschen.

Die beschriebene Situation lässt sich so zusammenfassen: Man trinkt und isst nicht mehr, *weil man stirbt*, denn das Fehlen des Appetits beruht auf einem natürlichen Prozess. Zumindest in den deutschsprachigen Ländern wird dies heutzutage weitgehend als normal bewertet, vor allem von denjenigen, die mit Betagten und mit Sterbenden beruflich Erfahrung haben, insbesondere in der Palliativ- und Hospizversorgung und in der Langzeitbetreuung und -pflege. Was aber, wenn man nicht mehr isst und trinkt, *weil man sterben möchte?* Hier scheiden sich die Geister. Wer ein absichtliches vorzeitiges Beenden des eigenen Lebens aus weltanschaulichen oder/und politischen Gründen ablehnt (für ausführliche Pro-Contra-Diskussionen siehe z. B. Wehrli, Sutter &, Kaufmann 2012), steht manchmal vor einer Schwierigkeit: Nicht immer lassen sich die beiden Konstellationen und die damit verknüpften Haltungen eindeutig gegeneinander abgrenzen, wie zum Beispiel beim Sterben des Bäckers Kurz Z. (▶ Fall 18; siehe auch Stängle et al. 2019). Folgend sei eine Stellungnahme der Pressestelle der Deutschen Bischofskonferenz (DBK) zum FVNF zitiert, die offen und in einfachster Weise aufzeigt, dass beim Sterbefasten verschiedene Konstellationen möglich sind und diese unterschiedlich zu bewerten sind:

> »Am einen Ende steht dabei die Nahrungsverweigerung eines physisch gesunden Menschen mit dem Ziel des Suizids. Hier wird man aus ethischer Perspektive zu einem ablehnenden Urteil insofern kommen, als es vielmehr darum geht, den Ursachen der Suizidalität nachzugehen und entgegenzuwirken. Auf der anderen Seite des Spektrums steht das zum Erliegen Kommen der Nahrungsaufnahme als gewissermaßen natürlicher Vorgang, der zum Sterbeprozess gehört. Hier wird man ethisch deutlich gegen eine künstliche Ernährung sprechen. Zwischen diesen beiden ›Polen‹ geht es zweifellos um die Beurteilung des jeweiligen Einzelfalls […] Entscheidend ist […] die Grundhaltung, einen verantwortungsvollen Weg zwischen unzumutbarer Lebensverlängerung und nicht verantwortbarer Lebensverkürzung zu finden, wie es im Geleitwort zur Neuauflage der Christlichen Patientenvorsorge heißt.« (29. 08. 2018, Antwort der Pressestelle der DBK auf eine Anfrage von C. W.)

Diese Aussagen sind auch deshalb bemerkenswert, weil es im deutschen Sprachraum von höchsten Instanzen der christlichen Kirchen wie auch anderer Religionsgemeinschaften bislang kaum offizielle Stellungnahmen zum FVNF gibt. 2021 veröffentlichte allerdings die Pastoralkommission der DBK eine Stellungnahme »Palliative und seelsorgliche Begleitung von Sterbenden« (Deutsche Bischofskonferenz, 2021). Hier wird sehr ausführlich auf den FVNF eingegangen. Die suizidale Absicht dieser Handlungsweise wird zwar benannt, im Endeffekt wird aber für einen empathischen und unterstützenden Umgang mit denjenigen plädiert, die fest entschlossen sind, durch Sterbefasten aus dem Leben zu scheiden. So heißt es dort zum Beispiel:

> »In Fällen einer zu akzeptierenden Entscheidung zum FVNF kann es um des gewachsenen Vertrauensverhältnisses willen ratsam sein, unter Sicherstellung einer indizierten palliativmedizinischen Versorgung die Beziehung zum Betroffenen selbst dann nicht abreißen zu lassen, wenn man den FVNF als solchen weder gutheißt noch unterstützt und dies durch entsprechende Gespräche sowie das wiederholte Angebot von Nahrung und Flüssigkeit zum Ausdruck bringt.«

Der FVNF wird inzwischen auch in kirchlichen Unterorganisationen wie zum Beispiel Caritas diskutiert. Vielleicht hat sich auch deshalb das katholische Bistum Trier entschlossen, eine ausführliche Aussage zu treffen, die man leicht im Internet finden kann. Von der Evangelischen Kirche in Deutschland, EKD, liegt bislang keine Stellungnahme zum FVNF vor.[10]

Man muss sich der Bewertung, wie sie in der oben zitierten Stellungnahme der DBK-Pressestelle zum Ausdruck kommt, zwar nicht anschließen, aber niemand

---

10 Man findet auf ihrer Webseite lediglich einen kurzen, befürwortenden Hinweis: https://www.ekd.de/ekd-ratsmitglied-kaufmann-assistierter-suizid-ist-kein-weg-62210.htm (Zugriff am 01. 03. 2025)

sollte ignorieren, was hier als Problem benannt wird: FVNF stellt jeden vor die Frage, ob und gegebenenfalls wie man bei Wahlmöglichkeiten am Lebensende und beim Unterstützen von Sterbenden eine Grenze zieht, die man nicht überschreiten möchte. Wie steht man zum Beispiel dazu, dass jemand sterben möchte, weil er die Diagnose Demenz erhalten hat und in diesem Zustand nicht Jahre verbringen will? Die Situationen, aus denen heraus der Wunsch nach einem vorzeitigen Tod entstehen kann, weisen eine große Bandbreite auf, und von manchen Befürwortern des FVNF wird dies außer Betracht gelassen. Auf diese Weise kann man eben die schwierige Frage umgehen, ob der FVNF manchmal ein Suizid ist, manchmal nicht. Die Antwort hierauf könnte man grundsätzlich der sterbenden Person überlassen – sie fiele dann in deren Privatsphäre. Dies wäre vielleicht förderlich für einen unaufgeregten Umgang mit dem FVNF, zumal andere nicht gezwungen sind, sich der betreffenden Sichtweise anzuschließen.

Veröffentlichte Positionierungen zum Sterbefasten

Der Umgang mit FVNF und dessen Abgrenzungsschwierigkeiten hängt eng mit den Wertvorstellungen und den politischen Zielen zusammen, die man privat oder öffentlich bei den Themen Lebensende und Sterbehilfe verfolgt. Zunächst sollen einige Positionierungen aus dem Bereich Medizin besprochen werden. Landesärztekammern in Deutschland verweisen meist auf Veröffentlichungen der Bundesärztekammer. Diese stuft die ärztliche Beihilfe beim FVNF – dann und nur dann – als unbedenklich ein, wenn es sich um schwerstkranke Patienten handelt, deren Tod in nicht allzu ferner Zukunft absehbar ist (Bundesärztekammer 2017). Die Österreichische Ärztekammer und die Verbindung der Schweizer Ärztinnen und Ärzte (FMH; lateinisch »Foederatio Medicorum Helveticorum«) haben bislang keine Stellungnahmen zum FVNF veröffentlicht. Allerdings sei man bei der FMH (laut einer persönlichen Auskunft an den Autor) für diesbezügliche Aussagen der Schweizerischen Akademie der Medizinischen Wissenschaften in ihren medizinethischen Richtlinien zum »Umgang mit Sterben und Tod« (SAMW 2022) aufgeschlossen. Diese sind allerdings nicht als rechtlich verbindliche Vorgaben zu sehen, sondern lediglich als ärztliches Standesrecht für FMH-Mitglieder in der Schweiz.

Aus dem Bereich Palliative Care liegen Stellungnahmen der Österreichischen und der Deutschen Gesellschaft für Palliativmedizin (DGP bzw. OPG) vor (Radbruch et al. 2019 bzw. Feichtner et al. 2018). In beiden Fällen wird darin – auch dank der damaligen politischen und rechtlichen Rahmenbedingungen (Rechtslage puncto Suizidhilfe in Deutschland unklar; in Österreich seinerzeit noch totales Verbot) – nur die Situation schwer kranker, dem Tode oft schon naher Menschen betrachtet. Ihnen beim Umsetzen des FVNF-Wunsches zu helfen, wird prinzipiell befürwortet. Die DGP schließt sich der Einschätzung von Bickhardt & Hanke (2014) an, der FVNF sei »eine ganz eigene Handlungsweise« und kein Suizid. Die OGP kommt aufgrund der vielen Unterschiede zwischen einem »gewöhnlichen Suizid« und dem FVNF trotz verhaltener Zweifel zur selben Einschätzung. Die Schweizerische Gesellschaft für Palliative Care (palliative.ch) hat bislang keine Stellungnahme veröffentlicht, jedoch in einer Ausgabe ihrer Verbandszeitschrift

»palliative.ch« den FVNF zum Schwerpunktthema gemacht (siehe z. B. Monteverde 2015).

Aus Kreisen, die sich intensiv für das Recht auf ein selbstbestimmtes Sterben durch Suizid und/oder Tötung auf Verlangen einsetzen (international als »Right to die-Bewegung« bekannt), kamen vor etlichen Jahren teilweise skeptische bis ablehnende Kommentare zum Sterbefasten. In der Schweiz ist jedoch das Verhältnis von Organisationen wie EXIT oder Dignitas durchaus positiv zum FVNF. Dasselbe gilt für die Deutsche Gesellschaft für Humanes Sterben (DGHS). Für Österreich liegen dem Autor bisher keine diesbezüglichen Informationen vor.

Eine Mauer des Schweigens

Für Dachorganisationen im Bereich Pflege ergaben Anfragen beim Deutschen Pflegerat, beim Deutschen Berufsverband für Pflegeberufe (DBFK) und beim Deutschen Pflegeverband (DPV), dass das Thema durchaus als relevant bewertet wird, jedoch in absehbarer Zeit mit öffentlichen Positionierungen nicht zu rechnen ist, nicht zuletzt wegen der Vielzahl vorrangiger Aufgaben. Für das Hospizwesen gibt es in den deutschsprachigen Ländern bisher keine Stellungnahmen. Der Deutsche Hospiz- und PalliativVerband (DHPV) arbeitet zwar seit längerer Zeit an einer Stellungnahme; zum Zeitpunkt der Drucklegung dieses Buches war ihre Veröffentlichung noch nicht absehbar. In der Schweiz stehen die verschiedenen Hospize beziehungsweise ambulanten Hospizdienste unterschiedlich zum FVNF, und dies trifft laut eigener Erfahrung beziehungsweise persönlicher Mitteilungen an den Autor sicherlich auch auf Deutschland sowie Österreich zu.

Allerdings gibt es jedoch weithin noch eine »Mauer des Schweigens« hinsichtlich des FVNF. Das liegt vielleicht an Unsicherheiten bezüglich der dazu bisher angebotenen Informationen, – ob sie korrekt und nicht vielleicht einseitig sind. Nicht zuletzt wird jedoch in den Redaktionen vieler Tageszeitungen wohl noch immer befürchtet, diese Sterbeform könnte sozusagen um sich greifen, wenn sie publik gemacht würde. Dies ist schon deshalb absurd, weil es – wie man beim Lesen der Fallgeschichten feststellen kann – fast nur besonders willensstarke Personen sind, die diesen Weg wählen. Und wenn jemand, wie im Fall Nr. 14 (▶ Fall 14), mit schwerer Erkrankung diesen Weg tatsächlich deshalb gewählt hat, weil er darüber etwas aus einem gut recherchierten und vorsichtigen Artikel der »Frankfurter Rundschau« (Dörhöfer 2017) erfahren hat – was war daran schlecht?

Sicherlich sollte man den Wunsch, das Leben vorzeitig zu beenden, nicht nur anhand der persönlichen Situation des Sterbewilligen, sondern auch immer wieder im Hinblick auf die Rahmenbedingungen von Pflege und Medizin in unseren Gesellschaften beurteilen. Dass hier so manches im Argen liegt (wobei Unterschiede zwischen den deutschsprachigen Ländern nicht außer Betracht bleiben dürfen), sehen viele. Sollten sich die Bedingungen mit der Zeit wirklich verbessern, dann ist schwer abzusehen, ob *deshalb* gegebenenfalls deutlich weniger Menschen vorzeitig sterben wollen. Denn Sterbewünsche entstehen nur zu einem kleinen Teil aus der Erfahrung einer unzulänglichen pflegerischen oder medizinischen Versorgung (z. B. Ganzini et al. 2009).

Die »Frankfurter Allgemeine Zeitung« beließ es bislang bei einer Glosse im Feuilleton, in der unter anderem zum Buch von Chabot und Walther (2010) festgestellt wird, es beschreibe »ein Verfahren, das sich als Handlungsempfehlung für eine Gesellschaft versteht, in der die demographische Selbstreinigung durch ›Sterbefasten‹ gerechtfertigt werden soll.« (Müller-Jung 2012). Die Wochenzeitschrift »Die Zeit« hatte sich 2014 als erste mit dem Thema in einem sehr differenzierten Artikel beschäftigt, in dem viele Stimmen zu Wort kommen und wo auf folgendes verwiesen wird: »Mit der Möglichkeit des Sterbefastens erhält die Diskussion [über eine Liberalisierung des assistierten Suizids; CW] eine ganz besondere Brisanz. Denn es wirft die Frage auf: Muss man diese Lebensmüden vor sich selbst schützen? Oder ist es mit dem ärztlichen Ethos vereinbar, sie beim langsamen Sterben auch noch zu begleiten?« (Schäfer 2014). 2019 referierte die »Neue Zürcher Zeitung« (Donzé 2019) den von der Arbeitsgruppe André Fringer erreichten Wissensstand bezüglich des Vorkommens von FVNF in Schweizer Alten- und Pflegeheimen (Stängle et al. 2020; Prof. Fringer, Pflegewissenschaftler an der Zürcher Hochschule für Angewandte Wissenschaften, forscht mit seiner Arbeitsgruppe seit mehreren Jahren zum FVNF; siehe z. B. www.sterbefasten.ch). Daran anknüpfend wurden in der NZZ perspektivische Wünsche von Politiker:innen, Ärzt:innen und Pflegefachpersonen zur Versorgung Älterer und Sterbender in der Schweiz zitiert. 2022 folgte dann die Schilderung eines Falles (https://www.nzz.ch/gesellschaft/ster befasten-wie-frau-pfister-nichts-mehr-ass-und-trank-ld.1815689) (Zugriff am 01.03. 2025), in dem sehr ausführlich auf das Leiden einer Sterbenden und die Probleme des sie betreuenden Journalisten eingegangen wird. Allerdings erfahren wir nichts über die Qualität der Mundpflege und über eine ärztliche Unterstützung. Andererseits wird als Fazit betont, Sterbefasten sei ein »Höllentrip«, doch es wird nicht etwa empfohlen, sich mit seinem Sterbewunsch lieber an Organisationen wie EXIT zu wenden.

Die Webseiten der Deutschen Stiftung Patientenschutz sowie der Deutschen PalliativStiftung, deren Vorsitzende Egon Brysch beziehungsweise Thomas Sitte sich in die »Sterbehilfedebatte« in Deutschland häufig einschalten, bieten zum FVNF keine Informationen an. Sitte, ein Palliativmediziner, befasst sich mit dem Sterbefasten immerhin in seinem Buch »Ratgeber Lebensende und Sterben« (Sitte 2018, S. 150): »Die Diskussionen und Berichte […] sind oft hervorragend gemacht, aus Laiensicht logisch und bestechend in ihrer Nachvollziehbarkeit. Hinterfrage ich die Inhalte aber mit meinem medizinischen Wissen, insbesondere auch meinen psychotherapeutischen, schmerztherapeutischen und palliativmedizinischen Möglichkeiten, so fallen die Antworten schnell sehr schmallippig und dünn aus.«. Sitte geht dann auf nur einen, durchaus umstrittenen, möglicherweise psychosomatischen Fall, »Marion M.« (als Video angeboten vom Medienprojekt Wuppertal) ein, wo seiner Meinung nach die FVNF durch eine Behandlung einer von ihm vermuteten psychischen Komponente hätte verhindert werden sollen.

Im Buch von Coors et al. (2019) kommen etwa in gleichem Maße Praktiker:innen (aus den Bereichen Medizin und Pflege) und Theoretiker:innen (aus den Bereichen Theologie, Philosophie, Recht) zu Wort. Hier zeigt sich unter anderem ein Konsens, dass man niemandem, der durch FVNF das Leben vorzeitig beendet, dabei allein lassen soll; aber es bleibt ein Dissens bei der Frage, ob dies per se als eine rein palliative Verpflichtung zu sehen ist oder doch auch als moralische Unterstützung beim Erreichen des Ziels, sein Leben vorzeitig zu beenden. Die *Zeitschrift für medizinische Ethik* (nicht zu verwechseln mit *Ethik in der Medizin*) hat 2019 eine ganze Ausgabe (3/2019) dem FVNF gewidmet. Hier stößt man durchaus auch auf Skepsis bis Ablehnung des FVNF und dazu findet man eine Fülle philosophischer, teilweise auch theologischer Literatur, auf deren Grundlage argumentiert wird. Eine aus reiner Nächstenliebe erfolgende Unterstützung beim FVNF wird von der Mehrzahl dieser Autoren zwar nicht abgelehnt, »trotz des unzweifelhaften Überwiegens der suizidalen Intention« (so z. B. Sahm 2019). Sie wird jedoch im hospizlichen Bereich von Andreas Heller (Institut für Pastoraltheologie und Pastoralpsychologie, Universität Graz) und Susanne Kränzle (vormals Vorsitzende des Hospiz- und PalliativVerbands Baden-Württemberg) als Störfaktor bewertet (vgl. aber Anmerkungen zu ▶ Fall 9). Beide lassen die Leser:innen dazu wissen: »Die ethisch gesamtgesellschaftliche Aufgabe [der Hospizbewegung] ist zweifelsohne die Suizidprävention.« (Heller & Kränzle 2019).

Stephan Sahm (Facharzt für Innere Medizin und Palliativmedizin und Medizinethiker) legt Wert darauf, dass Ärzt:innen nur denjenigen beim FVNF helfen, die sie als Patient:innen schon länger kennen, und dass sie diejenigen abweisen, die sich erstmals und dann eben mit der Bitte um solche Unterstützung an sie wenden. Ferner: »Begleitung beim FVNF […] bedeutet aber nicht, dass die Entscheidung positiv bewertet wird […] Es dürfen keine unterstützenden Anreize für FVNF gegeben werden.« (Sahm 2019). Auf weitere Beiträge in dieser Zeitschrift kann hier nicht eingegangen werden, aber bei den meisten zeigt sich vor allem eine Forderung: FVNF soll keine normale, gesellschaftlich breit tolerierte Möglichkeit bei Entscheidungen am Lebensende werden.

Tendenzen, die Grenzen des FVNF zu überschreiten

Auch dann, wenn einmal das Wissen über FVNF Allgemeingut sein wird, dürften viele Menschen bequemere Alternativen bevorzugen, wenn sie wohlüberlegt ihr Leben vorzeitig beenden wollen. Denkbar ist, dass es vermehrt zu einer Überschreitung der Grenzen des FVNF kommen wird, denn viele möchten eines Tages ohne Mühen und zusätzliches Leiden – vor allem aufgrund von Durst während des FVNF – aus dem Leben scheiden können. Bei etlichen Beispielen des vorliegenden Buches wurden in den letzten Tagen des Sterbefastens Opioide gegeben, auch wenn dazu keine medizinisch eindeutige Indikation bestand. Die Intention war sicherlich meistens, es der sterbenden Person noch etwas angenehmer zu machen, nachdem sie viele Tage die Mühen des FVNF auf sich genommen hatte. Schöne-Seifert et al. (2024) plädieren dafür, die Indikation für Palliative Sedierung (in Deutschland) etwas weniger eng als bisher zu fassen, so dass beim Sterbefasten ggf. eine »Begleitsedierung« vom Arzt angeboten werden kann. Bei dieser Thematik empfiehlt sich eine Differenzierung gemäß der in etwa abgrenzbaren Phasen des FVNF, wie sie die Königliche Medizinische Niederländische Gesellschaft bereits 2014 vorgeschlagen und später vertiefend behandelt hat (KNMG 2024),

Es gibt Menschen, für die ein FVNF nur in Frage käme, wenn sie dazu von Beginn an ins künstliche Koma versetzt würden. Es wird also eine Langzeitsedierung (etwa mit Benzodiazepinen, Opioiden oder einer Kombination solcher Medikamente) verlangt, damit man am Entzug von Nahrung und Flüssigkeit stirbt, ohne davon etwas zu merken (vgl. Neitzke et al. 2010). In den vergangenen Jahren wurde dieses Verfahren in Frankreich manchen schwer kranken Menschen von einer Behörde vorgeschlagen, bei der sie – vergeblich – um Erlaubnis eines Suizids mit Tabletten nachgesucht hatten.

Gerade in denjenigen Ländern, die professionelle Suizidhilfe mittels Medikamenten weiterhin verbieten, ist damit zu rechnen, dass der Wunsch nach tiefer, kontinuierlicher Sedierung bei gleichzeitigem Verzicht auf Nahrungs- und Flüssigkeitszufuhr häufiger wird. Es handelt sich dabei nicht um einen FVNF, sondern letztlich um eine Tötung auf Verlangen, da die Taterrschaft vom Sterbewilligen gleich zu Beginn auf den Arzt übergeht. Die Schweizerische Akademie der Medizinischen Wissenschaften stellt dazu in ihren medizin-ethischen Richtlinien zum »Umgang mit Sterben und Tod« (SAMW 2022, S.28) fest: »Auch die kontinuierliche, nicht symptomgesteuerte Sedierung bis zum Tod bei gleichzeitigem Verzicht auf Nahrungs- und Flüssigkeitszufuhr vor Beginn der Sterbephase ist eine aktive Tötung.« Diese Problematik wird im Buch von den Hartogh (2023) vertiefend diskutiert.

In den USA wird seit einiger Zeit von manchen Seiten über die Möglichkeit diskutiert, mittels einer Patientenverfügung quasi ein Sterbefasten in fortgeschrittener Demenz einzufordern (z. B. Wrigth et al. 2019). Ein Fall, den wir in der zweiten Auflage neu aufgenommen hatten, ist ein Beispiel dafür (▶ Fall 24). Für die damit verbundenen Schwierigkeiten sowie rechtlichen und ethischen Probleme sei auf die Quelle unseres Fallbeispiels, nämlich das Buch von Quill und anderen (2021), verwiesen. Eine eigene Befassung würde den Rahmen unseres Buches überschreiten, doch sei auf eine Erhebung des Forsa-Instituts von 2024 im Auftrag der Deutschen Gesellschaft für Humanes Sterben verwiesen.[11]

Ausblick

Uns hat bei vielen der geschilderten Fälle überzeugt, dass das Sterbefasten von den Sterbenden und denen, die sie dabei begleiteten, als positiv erfahren wurde – allen Strapazen und eventuellen Zwischenfällen zum Trotz. Warum soll FVNF also nicht nach und nach zu einer normalen Möglichkeit für Entscheidungen am Lebensende und für das Beenden des eigenen Lebens werden? Dies würde auch heißen, dass FVNF in die Curricula »Palliative Care« für Ärzt:innen und Pflegefachpersonen Eingang findet und dass FVNF Gegenstand klinischer Forschung wird. 25 Fälle dürften manchen schon als hinreichend erscheinen, um den FVNF in seiner

---

11 https://www.dghs.de/fileadmin/content/06_presse/pressematerialien_fuer_pk/14_01_2 025/Forsa_Ergebnisbericht_Assistierter_Suizid.pdf) (Zugriff am 01.03.2025), der zufolge etwa zwei Drittel der Befragten dafür plädieren, es sollte legal möglich sein, bei einem nicht mehr entscheidungsfähigen Menschen den Tod durch Dritte (hauptsächlich gemeint sind Ärzt:innen) herbeiführen zu lassen, sofern dieser Mensch (als er noch entscheidungsfähig war) seinen Wunsch in einer Patientenverfügung festgelegt hat. Eine kurze Betrachtung zu »Sterbefasten« in Demenz findet man unter https://sterbefasten.org/ basiswissen/sterbefasten-bei-demenz (Zugriff am 01.03.2025).

Vielfalt zu begreifen. Aber das Spektrum an Motiven, Verläufen und die Unterschiede bei der Lebens- und Sterbensqualität sind wahrscheinlich noch heterogener und facettenreicher, als es aus unserem Buch zu erfahren ist. Wer jedoch die hier vorgestellten Fälle zur Kenntnis genommen hat, sollte künftig nicht – wie bisher manchmal geschehen (z. B. Sitte 2018, siehe oben; Heller & Kränzle 2019) – eine Argumentation gegen den FVNF und dessen Unterstützung mit nur einem einzigen Fallbeispiel untermauern.

Eine Sorge, die manche von einem unkomplizierten Umgang mit dem Thema abhält, ist, dass irgendwann »zu viele« Menschen durch FVNF vorzeitig ihr Leben beenden könnten. In Schweizerischen Pflegeheimen lag die jährliche Zahl von FVNF-Fällen für einen Zeitraum vor 2019 bei etwa 1,7 Prozent (Stängle et al. 2020). Es ist zu erwarten, dass sich die Gesamtzahl der jährlichen Fälle von FVNF auf einem höheren Niveau einpendeln wird. Wer aber entscheidet, wann es »zu viele sind«, die so sterben? Hauptsache, so möchte man sagen, es wird für die meisten kein schlimmer, sondern ein guter Tod (vgl. z. B. Smith 2000, Seale & van der Geest 2004).

Literatur

Appelbaum PS (2007) Assessment of patients' competence to consent to treatment. N Engl J Med, 357: 1834–1840

Batzler YN, Schallenburger M, Maletzki P, et al. (2023) Caring for patients during voluntarily stopping of eating and drinking (VSED): experiences of a palliative care team in Germany. BMC Palliat Care, 22(1): 185–193

Bauer A, Vollmann J (2002) Einwilligungsfähigkeit bei psychisch Kranken. Eine Übersicht empirischer Untersuchungen. Nervenarzt, 73: 1031–1038

Bernat, JL, Gert. B, Mogielnicki RP (1993) Patient Refusal of Hydration and Nutrition. An Alternative to Physician-Assisted Suicide or Voluntary Active Euthanasia, Arch Intern Med 153: 2723–2728

Bickhardt J, Hanke RM (2014) Freiwilliger Verzicht auf Nahrung und Flüssigkeit: Eine ganz eigene Handlungsweise. Dtsch Ärztebl, 111(14): 590–592

Birnbacher, D (2025) Freiverantwortlichkeit und psychische Krankheit. Zeitschrift für Medizin-Ethik-Recht, 14(1),: 39–74.

Bolt, EE, Hagens M, Willems D, Bregje D. Onwuteaka-Philipsen (2015) Primary care patients hastening death by voluntarily stopping eating and drinking. Ann Fam Med, 13(5): 421–428

Bolt EE, Pasman HR, Onwuteaka-Philipsen BD (2023) Patients Who Seek to Hasten Death by Voluntarily Stopping Eating and Drinking: A Qualitative Study. Ann Fam Med. 21(6): 534–544

Borasio GD (2014) Selbst bestimmt sterben. Was es bedeutet. Was uns daran hindert. Wie wir es erreichen können. München: C.H.Beck.

Bundesärztekammer (2017) Verbot der geschäftsmäßigen Förderung der Selbsttötung (§ 217 StGB): Hinweise und Erläuterungen für die ärztliche Praxis. Dtsch Ärztebl, 114(7): A334–A336

Byock I (1995) Patient refusal of nutrition and hydration: walking the ever-finer line. Am J Hosp Palliat Care, 12(2): 8–13

Caraceni A, Nanni O, Maltoni M et al. (2000) Impact of delirium on the short term prognosis of advanced cancer patients. Cancer, 89: 1145–1149

Chabot B (2021) Informationen zum freiwilligen Verzicht auf Nahrung und Flüssigkeit: Was zu tun ist. In: Chabot B, Walther C Ausweg am Lebensende: Selbstbestimmt sterben durch freiwilligen Verzicht auf Essen und Trinken. 6. Aufl., München: Reinhardt 2021. S 61–89

Chabot B, Goedhart A (2009) A survey of self-directed dying attended by proxies in the Dutch population. Soc Sci Med, 68: 1745–1751

Chabot B, Walther C (2010) Ausweg am Lebensende: Selbstbestimmtes Sterben durch freiwilligen Verzicht auf Essen und Trinken. München, Basel: Ernst Reinhardt Verlag.

Chabot B, Walther C (2021) Ausweg am Lebensende: Sterbefasten – Selbstbestimmtes Sterben durch Verzicht auf Essen und Trinken 6., überarbeitete Auflage. München, Basel: Ernst Reinhardt Verlag.

Coors M, Jox, RJ (2015) Advance Care Planning: Von der Patientenverfügung zur gesundheitlichen Vorausplanung. Stuttgart: Kohlhammer

Coors M, Simon A, Alt-Epping B (2019) Freiwilliger Verzicht auf Nahrung und Flüssigkeit. Medizinische und pflegerische Grundlagen – ethische und rechtliche Bewertungen. Stuttgart: Kohlhammer de la Cruz M, Bruera E (2014). Diagnosis and treatment of delirium. In: Quill,TE, Miller FG.(Hg) Palliative Care and Ethics. New York, NY: Oxford University Press. S. 124–135.

Deutsche Bischofskonferenz (2021) »Bleibt hier und wacht mit mir!« *Mt* 26, 38, Palliative und seelsorgerliche Begleitung von Sterbenden, Pastoralkommission Nr. 51. Hg Sekretariat der DBK, Bonn (frei erhältlich im Internet)

Diening D (2016) »Sterbefasten statt Sterbehilfe: Am achten Tag war sie tot und lächelte«, Berliner Tagesspiegel (https://www.tagesspiegel.de/themen/reportage/sterbefasten-statt-ster behilfe-am-achten-tag-war-sie-tot-und-laechelte/12912406.html; Zugriff am 01.03.2025)

Dittmann V (2008) Urteilsfähigkeit als Voraussetzung für Aufklärung und Einwilligung. Ther Umsch, 65: 367–370

Donzé R (2019) Sterbefasten fordert Schweizer Pflegeheime – Betagte hungern sich vermehrt in den Tod. Neue Zürcher Zeitung am Sonntag, (https://nzzas.nzz.ch/schweiz/sterbefasten-betagte-hungern-sich-vermehrt-in-den-tod-ld.1516529?reduced=true; Zugriff am 01.03.2025)

Dörhöfer P (2017) Sterbefasten – Das eigene Ende beschleunigen. Frankfurter Rundschau (https://www.fr.de/ratgeber/gesundheit/eigene-ende-beschleunigen-11050908.html; Zugriff am: 01.03.2025)

Eddy DM (1994) A Piece of My Mind. A conversation with my mother. JAMA 272: 179–181

Feichtner A, Weixler D, Birklbauer A (2018) Freiwilliger Verzicht auf Nahrung und Flüssigkeit um das Sterben zu beschleunigen: Eine Stellungnahme der österreichischen Palliativgesellschaft (OPG). Wien Med Wochenschr. (Mai 2018) 168 (7–8): 168–176

Frank C (2011) Letzter Wille. Süddeutsche Zeitung, Die Seite 3 (https://www.yumpu.com/de/document/read/5620330/letzter-wille; Zugriff am: 01.03.2025)

Ganzini l, Goy ER, Dobscha SK (2009) Oregonians' reasons for requesting physician aid in dying. Arch Intern Med 169: 489–92

Ganzini L, Goy ER, Miller LL, Harvath TA, Jackon A, Delorit MA (2003) Nurses' experiences with hospice patients who refuse food and fluids to hasten death. N Engl J Med, 349: 359–365

Gärtner J, Müller L (2018) Ein Fall von »Sterbefasten« wirft Fragen auf. Schweiz Ärzteztg, 99: 675–677

Grisso T, Appelbaum PS (1998) Assessing competence to consent to treatment: a guide for physicians and other health professionals. Oxford: Oxford University Press

Heller A, Kränzle S (2019) Tod durch freiwilligen Verzicht auf Essen und Trinken (ToFVET) Sterben des homo faber und seine organisationsethischen Implikationen.Z.f. Med. Eth. 65: S. 281–297

Hoff P (2012) Suizidwunsch bei Menschen mit einer psychischen Erkrankung: Symptom oder autonomer Entscheid? Schweiz Ärztezeitung, 93: 852–853

Hoff P, Venzlaff U (2008) Psychiatrische Begutachtungen von Suizidhandlungen. In: Foerster K, Dreßing H (Hg) Psychiatrische Begutachtung: Ein praktisches Handbuch für Ärzte und Juristen. München Jena: Elsevier, Urban & Fischer. S. 851–869

Horowitz R, Sussman B, Quill T (2016). VSED narratives: Exploring complexity. Narrat Inq Bioeth, 6, 115–120

Hosie A, Davidson PM, Agar M et al. (2013) Delirium prevalence, incidence, and implications for screening in specialist palliative care inpatient settings: a systematic review. Palliat Med, 27: 486–498

Hui D, Frisbee-Hume S, Wilson A et al. (2017). Effect of lorazepam with haloperidol vs haloperidol alone on agitated delirium in patients with advanced cancer receiving palliative care: a randomized clinical trial. JAMA, 318: 1047–1056

Humphry, D (1991) Final Exit: The Practices of Self-deliverance and Assisted Suicide for the Dying. New York: Dell Publishing (2020 erschien eine 3. Auflage)

Ivanović N, Büche D, Fringer A (2014) Voluntary stopping of eating and drinking at the end of life – a ›systematic search and review‹ giving insight into an option of hastening death in capacitated adults at the end of life. BMC Palliat Care, 13(1): 1–8

Jox RJ, Black I, Borasio GD, Anneser, J. (2017) Voluntary stopping of eating and drinking: is medical support ethically justified? BMC Med, 15, S 1–5

KNMG (2024) Königliche Niederländische Medizinische Gesellschaft – Royal Dutch Medical Association et al.: Caring for people who stop eating and drinking to hasten the end of life. (Im Internet über diese Webseite als pdf erhältlich: https://www.knmg.nl/actueel/publica ties/publications-in-english Zugriff am: 01.03.2025)

Lawlor PG, Gagnon B, Mancini IL et al. (2000). Occurrence, causes, and outcome of delirium in patients with advanced cancer: A prospective study. Arch Int Med, 160: 786–794

Luckwaldt F (2018) Ich will selbstbestimmt sterben! Die mutige Entscheidung meines Vaters zum Sterbefasten. München: Ernst Reinhardt Verlag

Maldonado J. R. (2017). Acute Brain Failure: Pathophysiology, Diagnosis, Management, and Sequelae of Delirium. Crit Car Clin, 33: 461–519

Möhr A, Fringer A (2013) Appetitlosigkeit – warum das Verlangen nach Essen nachlässt. pflegen: palliativ, 17: 8–11

Monteverde S (2015) »STERBEFASTEN« Alternative, nicht Ausweg – Palliative Care und der freiwillige Verzicht auf Essen und Trinken: Gedanken aus ethischer Sicht. palliative ch 3: 24–25

Müller-Busch C (2017) Freiwilliger Verzicht auf Nahrung und Flüssigkeit am Lebensende. In: Bormann F-J (Hg) Lebensbeendende Handlungen – Ethik, Medizin und Recht zur Grenze von ›Töten‹ und ›Sterbenlassen‹. Berlin: De Gruyter. S. 531–542

Müller-Jung J (2012) Sterberatgeber: Heilsterben. Frankfurter Allgemeine Zeitung (https://www.faz.net/aktuell/feuilleton/sterberatgeber-heilsterben-11826770.html; Zugriff am: 01.03.2025)

Neitzke G, Oemichen F, Schliep HJ, Wördehoff D (2010) Sedierung am Lebensende. Empfehlungen der AG Ethik am Lebensende in der Akademie für Ethik in der Medizin. Ethik Med. 22: 139–147

Okai D, Owen G, Mcguire H et al. (2007) Mental capacity in psychiatric patients: systematic review. Br J Psychiatry, 191: 291–297

Palecek EJ, Teno JM, Casarett DJ, Hanson LC, Rhodes,RL (2010) Comfort feeding only: a proposal to bring clarity to decision-making regarding difficulty with eating for persons with advanced dementia. J Amer Geriatr Soc 58(3):580–584

Plotkin DA, Spar JE, Horwitz SL (2016). Assessing undue influence. J Am ACAD Psychiatry, 44: 344–351

Quill TE, Byock, IR (2000) Responding to intractable terminal suffering: the role of terminal sedation and voluntary refusal of food and fluids. Ann Intern Med, 132: 408–414

Quill TE, Menzel PT, Pope TM, Schwarz JK (2021) Voluntarily Stopping Eating and Drinking: A Compassionate, Widely-Available Option for Hastening Death. Oxford University Press

Radbruch, L, Münch U, Maier B-O et al. (2019) Positionspapier der Deutschen Gesellschaft für Palliativmedizin zum freiwilligen Verzicht auf Essen und Trinken (https://www.dgpalliativ medizin.de/category/167-stellungnahmen-2019.html?download=953; Zugriff am 01.03.2025)

Rehbock T (2004) Autonomie und Kompetenz. In: Rentsch T (Hg) Anthropologie, Ethik, Politik. Grundfragen der praktischen Philosophie der Gegenwart. Dresdner Hefte für Philosophie. S. 68–91

Riedel A (2019) Ernährung am Lebensende – Situationen moralischer Ungewissheit fordern ethisch reflektierte Entscheidungen. In: Coors M, Simon A, Alt-Epping B (Hg) Freiwilliger Verzicht auf Nahrung und Flüssigkeit. Medizinische und pflegerische Grundlagen – ethische und rechtliche Bewertungen. Stuttgart: Kohlhammer. S. 75–93

Rutschmann M (2017) Durstig. Roman. Basel: Zytglogge

Sahm S (2019) Freiwilliger Verzicht auf Nahrung und Flüssigkeit und die Medizin am Lebensende. Z med Ethik 65: 211–226

Saladin N, Schnepp W, Fringer A (2018) Voluntary stopping of eating and drinking (VSED) as an unknown challenge in a long-term care institution: an embedded single case study. BMC Nurs, 17: 39–46

Schäfer S (2014) Fasten als letzte Lösung. Die Zeit (https://www.zeit.de/2014/16/sterbefas ten-natuerlicher-suizid; Zugriff am: 01.03.2025)

Schneider B, Müller RS, Sperling U (2020) Voluntarily Stopping Eating and Drinking (VSED). A Suicidological Perspective. GeroPsych The Journal of Gerontopsychology and Geriatric Psychiatry 34(2): 63–72

Schöne-Seifert B, Birnbacher D, Dufner A, Rauprich O (2024) Begleitsedierung bei Behandlungsverzicht mit Sterbewunsch oder beim Sterbefasten: eine ethische Stellungnahme. Ethik in der Medizin, 36: 31–53

Schwarz JK (2016) Sarah's Second Attempt to Stop Eating and Drinking: Success at last. Narrative Inquiry in Bioethics 6: 99–101

Schweizerische Akademie der Medizinischen Wissenschaften (SAMW) (2019) Urteilsfähigkeit in der medizinischen Praxis. Medizin-ethische Richtlinien. Bern: SAMW

Schweizerische Akademie der Medizinischen Wissenschaften (SAMW) (2022) Umgang mit Sterben und Tod – Medizin-ethische Richtlinien. Bern: SAMW

Seale C, van der Geest S (2004) Good and bad death: Introduction to Special Issue. Social Science & Medicine 58, 883–885

Shaw D, Trachsel M, Elger B (2018) Assessment of decision-making capacity in patients requesting assisted suicide. Brit J Psychiat, 213: 393–395

Sitte T (2018) Ratgeber Lebensende und Sterben: Informationen für unheilbar Kranke und deren Begleiter – von der Diagnose bis zum Tod. Berlin: Springer

Smith (2000) A good death – An important aim for health services and for us all. BMJ. 320:129–130

Stängle S, Schnepp W, Fringer A (2019) The need to distinguish between different forms of oral nutrition refusal and different forms of voluntary stopping of eating and drinking. Palliative Care and Social Practice 13: S 1–7 (https://journals.sagepub.com/doi/pdf/10.1177/1178224219875738; Zugriff am: 01.03.2025)

Stängle S, Schnepp W, Büche D, Büche D, Häuptle C, Fringer A (2019) Pflegewissenschaftliche Erkenntnisse über die Betroffenen, den Verlauf und der Begleitung beim freiwilligen Verzicht auf Nahrung und Flüssigkeit aus einer standardisierten schweizerischen Gesundheitsbefragung. Z med Ethik 65: 237–248

Stängle S, Schnepp W, Büche D., Fringer A (2020) Long-term care nurses' attitudes and the incidence of voluntary stopping of eating and drinking: A cross-sectional study. J Adv Nurs 76: 526–534

Sudore RL, Fried TR (2010). Redefining the »planning« in advance care planning: preparing for end-of-life decision making. Ann Intern Med, 153, 256–261

Sullivan RJ jr (1993) Accepting Death without Artificial Nutrition or Hydration. J Gen Int Med 8: 220–224

Sutter B, Kaufmann P, Wehrli H (2012) Der organisierte Tod. Sterbehilfe und Selbstbestimmung am Lebensende – Pro und Contra. Als E-Book erhältlich, Zürich: Orell Füssli

Teigeler B (2019) »Hauptsache, es ist ein gutes Sterben«. NOVAcura 3/19: 49–51

Teigeler B (2018) »Das Thema kommt auf uns zu.« Die Schwester – der Pfleger 57. Jahrg. 8| 2018: 44–47

Terman SA (2007) The Best Way to Say Goodbye: A Legal, Peaceful Choice at the End of Life. Carlsbad, CA: Life Transitions

Trachsel M (Hg.) (2018) End-of-Life Care. Psychologische, ethische, spirituelle und rechtliche Aspekte der letzten Lebensphase. Bern: Hogrefe

Trachsel M, Biller-Andorno N (2022) Das kleine Einmaleins der Urteilsfähigkeit: Die Top-10-Grundsätze für die klinische Praxis. Praxis, 111(3): 1–8

Trachsel M, Jox, RJ (2022). Suffering is not enough: Assisted dying for people with mental illness. Bioethics, 36(5): 519–524

van Leeuwen E. (2024) The occurrence and trajectory of symptoms during Voluntary Stopping of Eating and Drinking (VSED). Unpublished Master's thesis. Amsterdam: VU University Medical Center.

Vollmann J (2007) Die Selbstbestimmung von Patientinnen und Patienten in der sozialpsychiatrischen Praxis. Ein medizintheoretisches Modell und seine praktische Umsetzung. Psychiat Prax, 24: 181–184

Vollmann J, Bauer A, Danker-Hopfe H, Helmchen (2003) Competence of mentally ill patients: a comparative empirical study. Psychol Med, 33: 1463–1471

Walther C (2016) »Darum lasst mich fröhlich sterben« – Überlegungen zu Patientenverfügungen für Demenz. palliative ch 2016 (4): 17–21

Walther C, Birnbacher D (2019a) Selbstbestimmtes, vorzeitiges Sterben durch Verzicht auf Nahrung und Flüssigkeit. PflegeRecht, 4: 211–218

Walther C, Birnbacher D (2019b) Comfortversorgung und Pflegezieländerung bei Demenzkranken am Lebensende. PflegeRecht 11: 687–696

Wang HR, Woo JS, Bahk WM (2013). Atypical antipsychotics in the treatment of delirium. Psychiatry Clin Neurosci, 67: 323–331

Wax JW, An AW, Kosier N (2018) Voluntary Stopping Eating and Drinking. J Am Geriatr Soc, 66: 441–445

Wechkin H, Macauley R, Menzel PT, Reagan PL, Simmers N, Quill TE (2023) Clinical Guidelines for Voluntarily Stopping Eating and Drinking (VSED). J Pain Symptom Manage, 66(5): 625–631

Yager Y, Ganzini L, Nguyen DH, Rapp EK (2018) Working with decisionally capable patients who are determined to end their own lives. J Clin Psychiatry, 79(4): 17r11767

zur Nieden C (2023) Sterbefasten. Freiwilliger Verzicht auf Nahrung und Flüssigkeit. Eine Fallbeschreibung. 3. Aufl. Frankfurt am Main: Mabuse-Verlag

zur Nieden C, zur Nieden HC (2020) Umgang mit Sterbefasten. Fälle aus der Praxis. Frankfurt am Main: Mabuse-Verlag

Weiterführende Literatur

Aleccia NL (2020) Diagnosed with dementia, she documented her wishes for the end. Then her retirement home said no. Washington Post, 18.1.2020; im Internet frei zugänglich/

Altun G, Akansu B, Altun BU, Azmak D, Yilmaz A (2004) Deaths due to hunger strike: postmortem findings. Forensic Science International 146: 35–38

Batzler, YN., Schallenburger, M., Schwartz, J. et al. (2022) »Mir ist der Appetit vergangen«: Umgang mit Todeswünschen und freiwilligem Verzicht auf Essen und Trinken. Gynäkologie 55, 830–836

Birnbacher D (2015) Ist Sterbefasten eine Form von Suizid? Ethik Med 27: 315–324

Birnbacher D (2016) Patientenverfügungen und Advance Care Planning bei Demenz und anderen kognitiven Beeinträchtigungen. Ethik in der Medizin 28: 283–294

Brewer C (2019) O, let me not get Alzheimer's, sweet heaven! Why many people prefer death or active deliverance to living with dementia. Scyscraper Publications Limited, Bloxham, U.K.

Christenson J (2019) An Ethical Discussion on Voluntarily Stopping Eating and Drinking by Proxy Decision Maker or by Advance Directive. J Hosp Palliat Nurs 21(3):188–192 Dieser Beitrag ist übrigens auch online beim Lippincott Nursing Center zu lesen: https://www.nursingcenter.com/ce_articleprint?an=00129191-201906000-00003; Zugriff am: 01.03.2025)

Day JM, Woodley L, Ivancic M (2025) Navigating Voluntarily Stopping and Eating and Drinking in Hospice Settings: A Multidisciplinary Approach. J Hosp Pall Nurs, 1: 43–50

Del Rio MI, Shand B, Bonati P, Palma A, Maldonado A., Taboada P, Nervi F (2012) Hydration and nutrition at the end of life: a systematic review of emotional impact, perceptions, and decision-making among patients, family, and health care staff. Psychooncology, 21: 913–921

den Hartogh, G (2016) Two Kinds of Suicide. Bioethics 30: 672–680

den Hartogh G (2023) What Kind of Death? The Ethics of Determining One's Own Death. New York, London: Routledge

Eppel-Meichlinger J, Stängle S, Mayer H., Fringer A (2022) Family caregivers' advocacy in voluntary stopping of eating and drinking: A holistic multiple case study, Nurs Open 9(1): 624–636

Frey LM, Hans JD (2016) Attitudes toward Assisted Suicide: Does Family Context Matter? Arch Suicide Res, 20: 250–264

Fringer A, Fehn S, Büche D, Häuptle D (2018) Freiwilliger Verzicht auf Nahrung und Flüssigkeit (FVNF): Suizid oder natürliche Entscheidung am Lebensende? Pflegerecht 7: 76–83

Gamondi C, Fusi-Schmidhauser T, Oriani A, et al. (2019) Family members' experiences of assisted dying: A systematic literature review with thematic synthesis. Palliat Med 33: 1091–1105

Gruenewald DA (2018) Voluntarily Stopping Eating and Drinking: A Practical Approach for Long-Term Care Facilities. J Palliat Med 21:1214–1220

Gruenewald DA, Vandekieft G (2020) Options of Last Resort: Palliative Sedation, Physician Aid in Dying, and Voluntary Cessation of Eating and Drinking. Med Clin North Am 104: 539–560

Hoekstra L, Strack M, Simon A (2015) Bewertung des freiwilligen Verzichts auf Nahrung und Flüssigkeit durch palliativmedizinisch und hausärztlich tätige Ärztinnen und Ärzte. Z Palliativmedizin, 16: 68–73

Jox RJ (2022) Ethische Fragen im Zusammenhang mit der Ernährung von Menschen in Demenz. Z.f. Med. Eth. 68: 49–61

Lachman VD (2015) Voluntary stopping of eating and drinking: An ethical alternative to physician-assisted suicide. Medsurg Nurs. 24: 56–59.

Lamore K, Montalescot L, Untas A (2017) Treatment decision-making in chronic diseases: What are the family members' roles, needs and attitudes? A systematic review. Patient Educ Couns, 100: 2172–2181

Lowers J, Hughes S, Preston NJ. (2021) Experience of Caregivers Supporting a Patient through Voluntarily Stopping Eating and Drinking. J Palliative Med 24(3):376–381

Mehne S (2019) Ich sterbe, wie ich will: Meine Entscheidung zum Sterbefasten. München: Ernst Reinhardt Verlag

Menzel PT (2016) Merits, Demands, and Challenges of VSED. Narrat Inq Bioeth. 6: 121–126

Menzel PT, Chandler-Cramer MC (2014) Advance directives, dementia, and withholding food and water by mouth. Hastings Cent Rep 44(3):23–37

Moscop JC (2021) Voluntarily Stopping Eating and Drinking: Conceptual, Personal, and Policy Questions. J Med Philosoph 46(6):805–826

Pott M, Preston N, Payne S (2018) Family Caregivers' Reflections on Experiences of Assisted Suicide in Switzerland: A Qualitative Interview Study. J Pain Symptom Management 55:1085–1094

Quill TE, Ganzini L, Truog RD et al. (2017) Voluntarily Stopping Eating and Drinking Among Patients With Serious Advanced Illness-Clinical, Ethical, and Legal Aspects. JAMA Intern Med 178, 123

Scheidt RJ (2017) Dying Wish. Gerontologist, 57: 1001–1003

Schöne-Seifert B (2020) Beim Sterben helfen – dürfen wir das? Berlin, J.B.Metzler-Verlag

Starke, P (2020) Freiwilliger Verzicht auf Essen und Trinken – zur ethischen Lagebestimmung eines ambivalenten Begriffs. Ethik Med 32:171–187

Thöns M (Hrsg.) 2025 Assistierter Suizid. Rechtliche Debatte und klinische Praxis aus interdisziplinärer Sicht. Stuttgart: Kohlhammer

Volicer L, Pope TM, Steinberg KE (2019) Assistance With Eating and Drinking Only When Requested Can Prevent Living With Advanced Dementia. JAMDA 20(11): 1353–1355

Walder F, Kobleder A (2023) Freiwilliger Verzicht auf Nahrung und Flüssigkeit: Die Angehörigenperspektive. Ein integratives Review. Pflege 38: 1–10

Walther C (2018) »Sterbefasten«: Wie umgehen mit dem Totenschein? Z. Palliativmedizin 19: 278–281

Walther C (2015) Sterbefasten – Chancen und Grenzen. Palliative.ch 3:18–21

Wrigth JL, Peter M, Jaggard, Holahan, T, Ethics Subcommittee of AMDA–The Society for Post-Acute and Long-Term Care (2019) Stopping Eating and Drinking by Advance Directives (SED by AD) in Assisted Living and Nursing Homes. J Am Med Dir Assoc. 20: 1362–1366

Wyss C, Breitschmid P (2018). Freiwilliger Verzicht auf Nahrung und Flüssigkeit als Form der Lebensbeendigung. Pflegerecht, 7: 84–89

Ziegler L. (2022) Freiwilliger Verzicht auf Nahrung und Flüssigkeit als Form des selbstbestimmten Sterbens. Diskurs zwischen Autonomie und Fürsorge. Basel: Helbing Lichtenhahn Verlag.

Zimmermann M, Felder, S, Streckeisen U, Tag B (2019) Das Lebensende in der Schweiz – Individuelle und gesellschaftliche Perspektiven. Schwabe: Basel

Zimmermann M, Zimmermann R (2019) Passiver Suizid oder Einwilligung ins Sterben? Ein Beitrag zum Freiwilligen Verzicht auf Nahrung und Flüssigkeit (FVNF). Z.f.Med.Eth. 65: 299–313

Dank

Vielen Personen, die mit ihrer Unterstützung dieses Buch ermöglicht haben, möchten wir hiermit, zum Teil ohne Nennung ihres Namens, herzlich danken. Die Reihenfolge, in der dies geschieht, soll keine Gewichtung unseres Denkens sein.

Zunächst danken wir Angehörigen und Pflegefachkräften, die ein Sterbefasten begleitet und uns an ihren Beobachtungen, Gefühlen und Gedanken teilhaben ließen. Aber auch dafür, dass sie unsere Darstellungen der von ihnen erhaltenen Beispiele gegengelesen und autorisiert haben. In freundschaftlicher Offenheit erhielten wir von ihnen ebenso lobende Worte wie bedenkenswerte Hinweise. Vorschläge zu Verbesserungen, genaueren Formulierungen und exakteren Aussagen lieferten uns insbesondere auch die Pflegeexpertin Angelika Feichtner (Innsbruck) und Dr. med. Michael Murauer (Deggendorf), die uns mit ihren Erfahrungen und ihrem Fachwissen zusätzlich bei den Hintergrundinformationen in den Anmerkungen zu den Fallbeispielen unterstützten. Eines derselben haben wir freundlicherweise von Dr. med. Anton Wohlfahrt erhalten. Dr. med. Robert J. Sullivan jr., danken wir dafür, dass er zugestimmt hat, hier einen Fallbericht aus einer Publikation von 1993 nachzuerzählen. Dank gebührt auch dem holländischen Psychiater Boudewijn Chabot, der sich wohl als erster wissenschaftlich-empirisch mit der Thematik des FVNF auseinandergesetzt hat. Gemeinsam mit Frank Spade schuf er vor Jahren die Website www.sterbefasten.de (inzwischen außer Betrieb), auf der (mit Hilfe von Christian Walther) auch eine Reihe von Fallbeispielen in Kurzform angeboten wurden. Etliche dieser Beispiele, die später von der neuen Website www.sterbefasten.org mit freundlicher Genehmigung von Chabot und Spade übernommen wurden, liegen den Schilderungen in diesem Buch zugrunde.

Bedanken möchten wir uns zudem bei der Arbeitsgruppe Prof. Dr. André Fringer, Sabrina Stängle und Jasmin Meichlinger von der Zürcher Hochschule für Angewandte Wissenschaften, die das Buchprojekt in einer ersten Phase mit wohlwollendem Interesse begleitet haben. Nicht zuletzt sind die Autoren dieses Buches der Stiftung palliacura zu Dank verpflichtet, da sie die Arbeit an diesem Buch finanziell großzügig gefördert hat. Für die Zweit- und Drittauflage gewährte palliacura zudem einen Druckkostenzuschuss. Schon seit mehr als zehn Jahren betreibt sie übrigens die Website www.sterbefasten.org, die umfassende Informationen zum FVNF vermittelt und auf der – weltweit einmalig – ausführliche FAQ zum Thema Sterbefasten zu finden sind.

Peter Kaufmann   Manuel Trachsel   Christian Walther